Lebenselixier Wasser

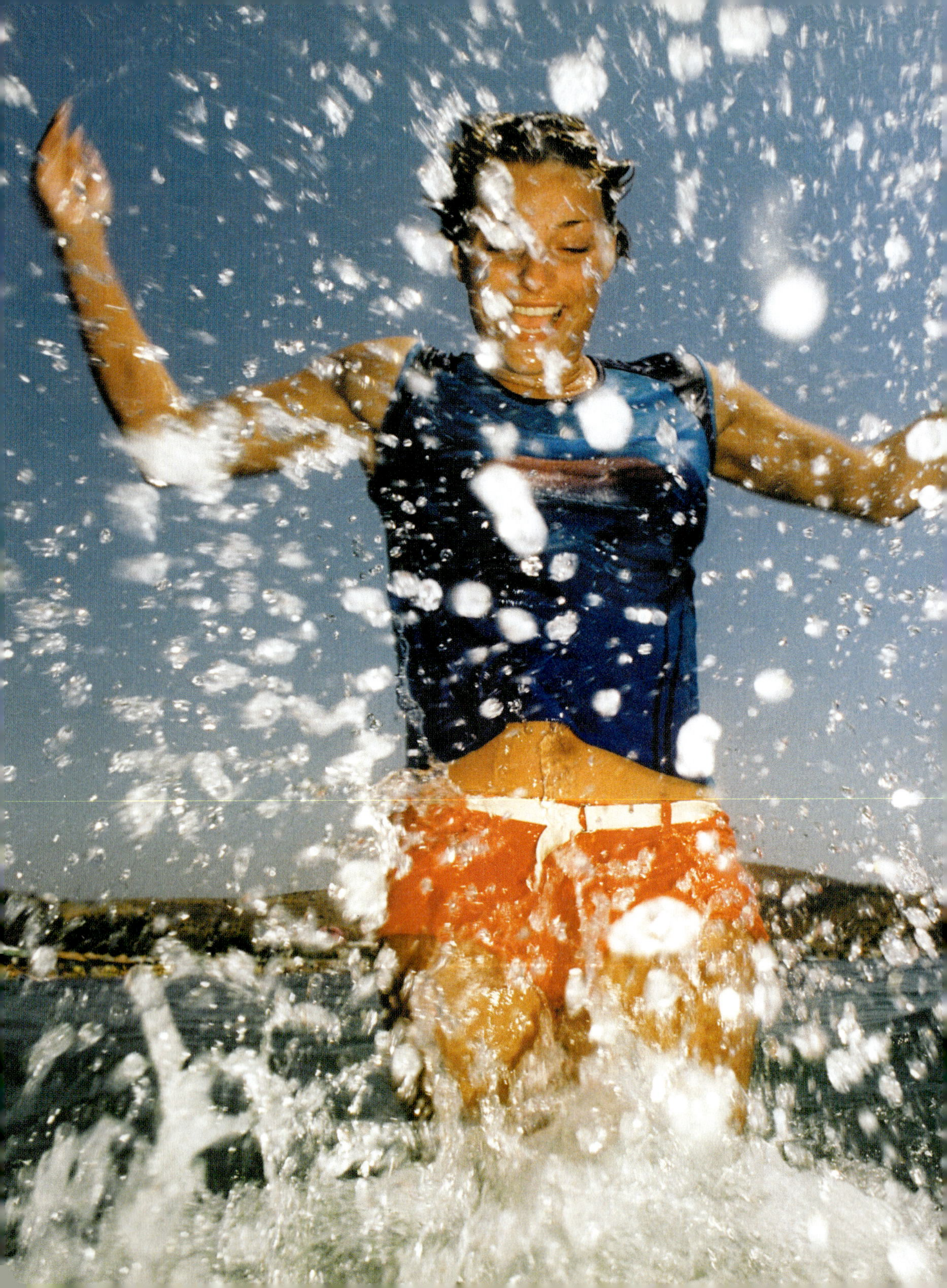

Klaus Oberbeil

Lebenselixier Wasser

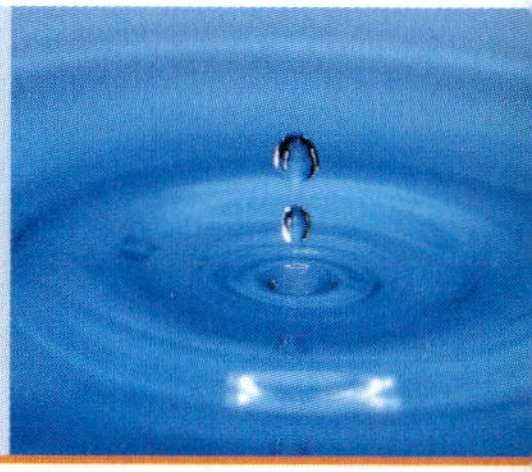

Naturkraft für Gesundheit, Schönheit, Fitness und Inspiration

südwest

INHALT

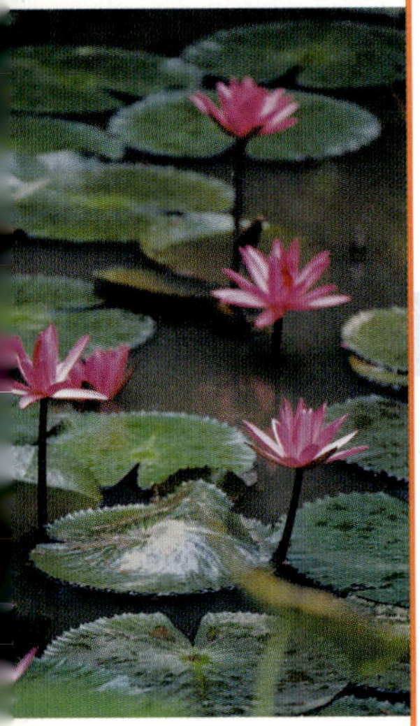

Wasser ist sowohl für Menschen und Tiere, als auch für Pflanzen Lebensgrundlage.

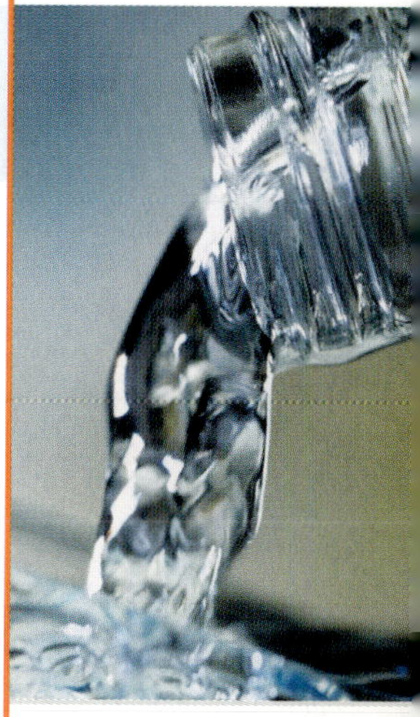

Die Kennzeichnung von Mineralwasser unterliegt strengen gesetzlichen Vorschriften.

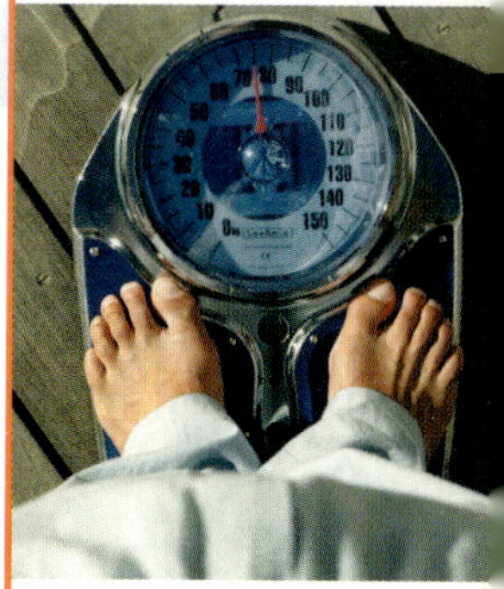

Reichlich Wasser, Saftschorlen oder Tee helfen beim Abnehmen.

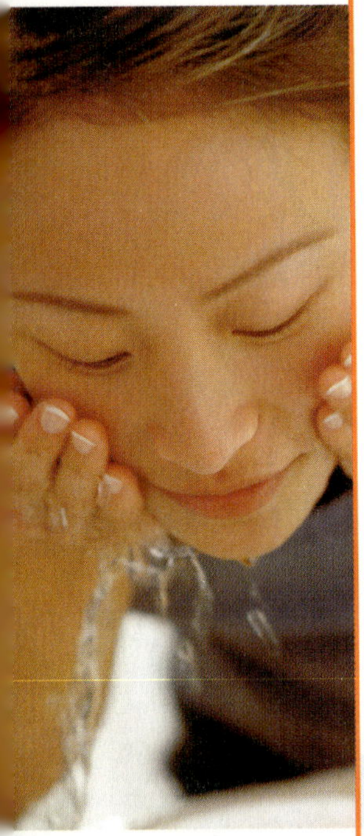

Reines Wasser tut der Haut gut.

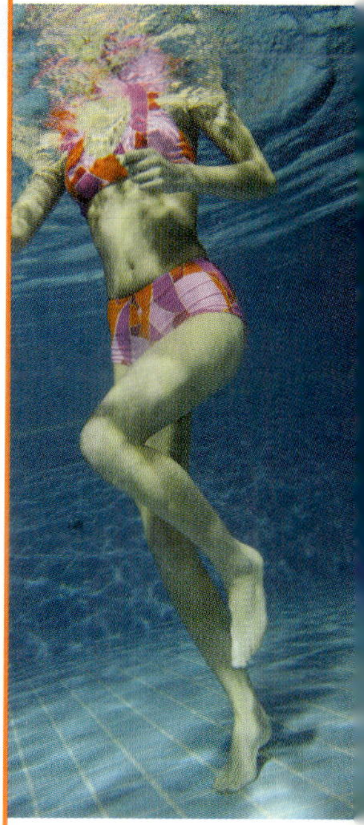

Besonders effektiv: Aqua-Fitness.

Heilmittel seit Menschengedenken

Schon die alten Chinesen hielten sich mit Wasser fit. Vor 5 000 Jahren gab es noch keine Apotheken, die – angeschlossen an einen Fachgroßhandel – 80 000 verschiedene Medikamente anboten, jedes einzelne hübsch verpackt und mit Beipackzettel versehen. Es gab noch keine Fachärzte, die zwanzig Semester lang studierten. Allerdings gab es auch weit weniger Krankheiten als heute. Beschwerden wurde oft sehr effizient vorgebeugt, die Heilerfolge waren beachtlich.
Den Heilkundigen stand lediglich zur Verfügung, was die Natur anbot: Kräuter und Früchte bzw. pflanzliche Wirkstoffe aus Blüten, Samen und Stängeln, einige Mineralstoffe, wie Schwefel, Metalle, etwa Gold – und Wasser. Alle Lebewesen, einschließlich die Menschen, wurden mit natürlichen Substanzen behandelt. Etwas anderes gab es ja auch gar nicht.

Thales von Milet (ca. 625 – 547 v. Chr.) war ein griechischer Philosoph und Mathematiker, der zu den Sieben Weisen gezählt wurde. Er schuf eine Naturphilosophie, die im Wasser den Ursprung aller Dinge sah.

Wasser – innen und außen

»Wasser ist die beste Medizin«, verkündete der griechische Philosoph Pindaros vor rund 2 500 Jahren. Für den bekannten Naturphilosophen Thales von Milet war Wasser der Urstoff allen Lebens. Seitdem beriefen sich Menschen aller Jahrhunderte auf die innere und äußere Heilkraft des Wassers. Zu ihnen zählen der Begründer der modernen Heilkunde, Hippokrates, ebenso wie Äskulap, Galen oder – viel später – Paracelsus, (eigentlich Theophrastus Bombastus von Hohenheim) und die Benediktinerin Hildegard von Bingen. Die legendäre Klosterärztin vertraute stark auf die Heilwirkung von Heilkräutern, Wasser und natürlichen Flüssigkeiten wie Molke oder Milch sowie gesäuerte Milcherzeugnisse wie Buttermilch oder Joghurt.

Aber auch alle anderen natürlichen Flüssigkeiten und Säfte dienen der inneren Reinigung, Entschlackung, bringen Kreislauf und Zellstoffwechsel in Schwung. Dies gilt alles als Voraussetzung für Vorbeugung und Heilungsprozess. Daraus erklären sich die oft verblüffenden Heilerfolge mit Wasser, der einfachsten Urmedizin. Dass Wasser, von außen angewendet, heilend auf Organismus und Psyche einwirkt, war ebenfalls schon vor Jahrtausenden bekannt. Die »Wasserärzte« Dr. Siegmund Hahn und sein Sohn Dr. Johann Siegmund Hahn waren im 18. Jahrhundert berühmt aufgrund ihrer Heilerfolge. Pfarrer Sebastian Kneipp, Begründer der beliebten Kneippkur, konnte sich zur Zeit seiner Behandlungstriumphe im 19. Jahrhundert vor Patienten kaum retten. Teil- und Vollbäder, Wickel Waschungen, kalte Duschen, Packungen usw. gelten heute in den zahlreichen Kneippkuranstalten immer noch als hochmodern.

Therapieerfolge durch Wasser und Flüssigkeiten sammelten sich über Generationen und Jahrhunderte hindurch. Daraus entstand das heutige Wissen für die Behandlung von Befindlichkeitsstörungen, Beschwerden und ernsten Krankheiten.

Selbstheilungskräfte anregen

Viele Wasserheilkundler setzten die jahrtausendealten Traditionen fort, waren zu ihrer Zeit stadtbekannt, weithin populär. Unverändert erfolgreich angewendet werden die Heilmethoden des einstigen Bauernburschen Vinzenz Prießnitz aus dem Altvatergebirge in Tschechien vor rund 200 Jahren, dem Begründer der Reibesitzbäder mit Kalt- und Warmreizen. Ebenso bekannt ist dessen Schüler Louis Kuhne mit seiner wasserreichen Diät und gleichzeitig angewandten Dampf- und anderen Bädern. Das Prinzip aller äußerlichen Wasseranwendungen und der inneren Säfte- und Wasserbehandlung war stets, die Selbstheilungskräfte des Körpers anzuregen. Heute ist die Parole »Fit durch Wasser« moderner denn je. Wo in früheren Jahrhunderten über die Ursachen verblüffender Genesungserfolge nur spekuliert werden konnte, enträtseln moderne Forscher inzwischen die Mechanismen heilender Wasserkräfte.

Unser Körper besteht hauptsächlich aus Wasser. Es befindet sich fein verteilt innerhalb und außerhalb der Zellen und in den verschiedenen Körperflüssigkeiten.

Gesundheit aus der Quelle der Natur

Ohne Wasser gibt es kein Leben

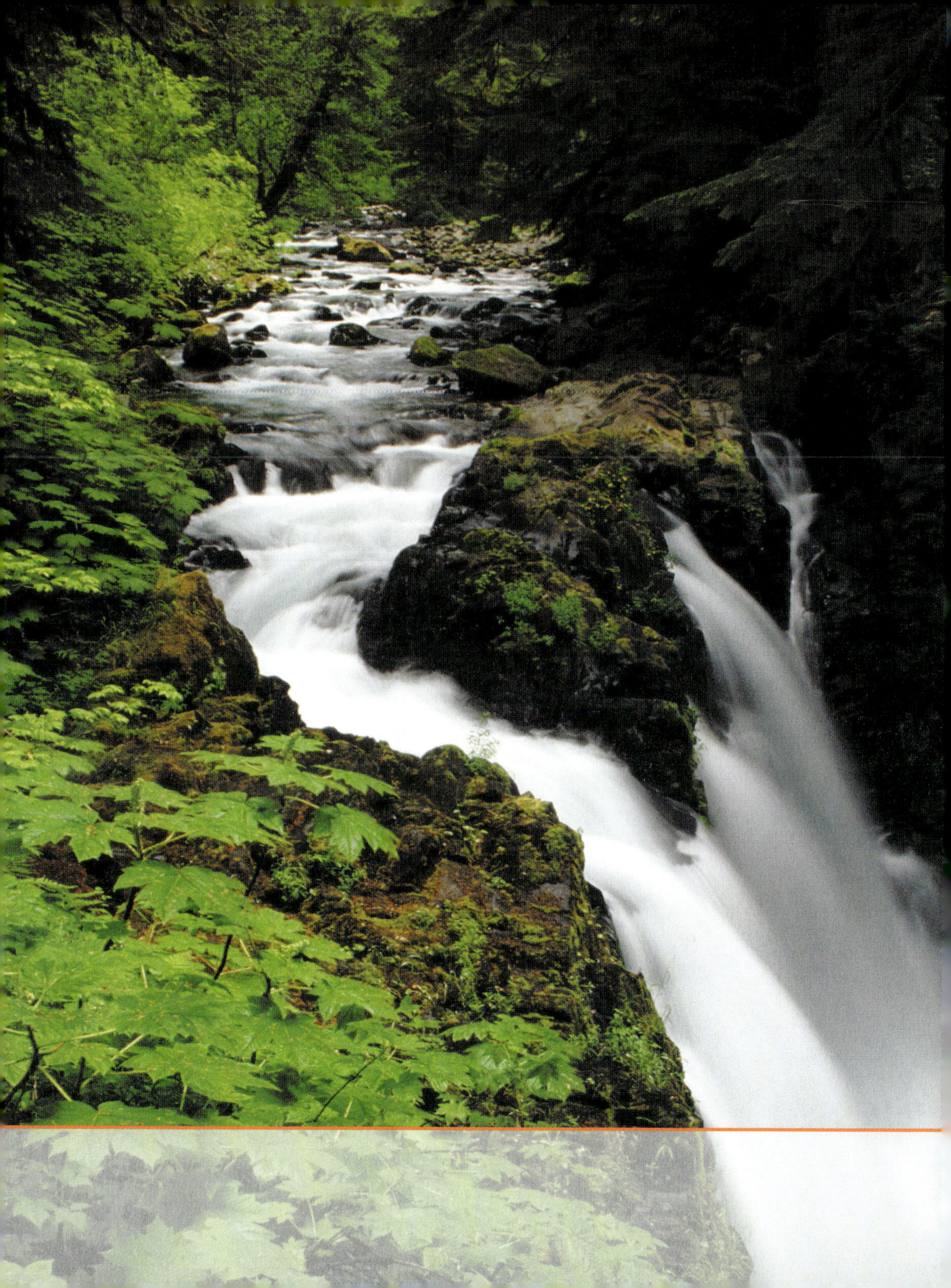

Wasser im Körper

Wenn wir vor dem Badezimmerspiegel stehen, sehen wir nichts von dem vielen Wasser, das in unserem Körper steckt. Der Anteil des Wassers im menschlichen Körper ist jedoch erheblich. Neugeborene bestehen bis zu 77 Prozent, erwachsene Männer bis zu 60 Prozent und erwachsene Frauen zu etwa 50 Prozent aus Wasser. Frauen haben etwas weniger Körperflüssigkeit als Männer, weil ihr Fettanteil – statistisch gesehen – höher ist.

Auf die Verteilung kommt es an

Rund 100 Befindlichkeitsstörungen – aufkeimende Beschwerden, die später zu Krankheiten werden können – haben ihren Ursprung in einer verschobenen »Wasserbalance«.

Wasser spielt also für unseren Körper, und damit für unsere Gesundheit, eine bedeutende Rolle. Wasser ist die Grundlage für zahlreiche Körperflüssigkeiten, die durch fein aufeinander abgestimmte Organsysteme im Gleichgewicht gehalten werden. Die Ausgewogenheit wird vor allem durch die Aufnahme von Getränken und Lebensmitteln sowie durch die Ausscheidung über die Nieren, Lunge, Haut und Darm geregelt. Ein gesunder Mensch verfügt über eine ausgegliche Wasserbilanz, auch »Waterbalance« genannt. Erst mit Beginn des neuen Jahrtausends stehen Wissenschaftlern Analysegeräte zur Verfügung, die deutlich machen, wie wichtig eine gesunde Wasserbalance für unsere körperliche und mentale Fitness ist. Zu viel Wasser im Körper ist demnach ebenso ungesund wie zu wenig von dem kostbaren Nass. Fachleute unterscheiden zwischen den drei folgenden Entgleisungen des Wasserhaushaltes.

Zu viel Wasser im Gewebe

Zu viel Wasser im Körper kann sich bemerkbar machen durch Schwellungen, Ödeme an Unterschenkeln, unter den Augen, an den Händen oder an manchen anderen Körperstellen. Ebenso kann schlaffes

Bauchgewebe ein Zeichen von zu viel Flüssigkeit sein. So mancher Zeitgenosse hält das überflüssige Wasser in seinem Schwabbelbauch irrtümlich für Fett.

Zu wenig Wasser im Gewebe

Unspezifische Beschwerden können einen Mangel an Gewebeflüssigkeit als Ursache haben. Wer über mageres, schlaffes Bindegewebe, kraftlose Muskeln, chronische Müdigkeit, Libidomangel, Impotenz, Herz-Kreislauf-Störungen sowie über Nervosität, mentale Störungen unterschiedlicher Art, bis hin zu schweren Depressionen, klagt, der sollte seinen Wasserhaushalt unter die Lupe nehmen lassen.

Bei Abgeschlagenheit und Konzentrationsschwierigkeiten hilft es, etwas Mineralwasser zu trinken.

Falsche Verteilung

Besonders bedenklich sind solche Fälle, in denen der Körper mengenmäßig zwar über ausreichend Wasser verfügt, dieses jedoch in den Flüssigkeitsräumen im Körper »verrutscht«, d. h. innerhalb oder außerhalb der Zellen außer Balance gerät. Im letzteren Fall trocknen Körperzellen aus, während sich in der so genannten extrazellulären Flüssigkeit, in der alle unsere Körperzellen eingebettet sind, viel zu viel Wasser ansammelt. Ursache ist meist eine zu salzreiche Kost.

Die ersten Warnsymptome bei durstigen Zellen

- Alterserscheinungen
- Freudlosigkeit
- Keine Lust auf Liebe, Sex, Erotik
- Rissige Haut
- Trockene Haut
- Unerklärliche innere Unruhe
- Brüchige Nägel
- Gedächtnisschwäche
- Müdigkeit
- Schlafstörungen
- Übergewicht
- Zerstreutheit

Oft verkannt, nun genannt

Der Wasserbedarf unseres Körpers ist riesig, allein durch unser Gehirn fließen innerhalb von 24 Stunden rund 1 500 Liter Wasser. Unsere Organe wie Milz, Leber, Nieren und andere bestehen hauptsächlich aus Flüssigkeit. Sie werden unablässig, in jeder Minute, jeder Sekunde von großen Mengen Wasser durchströmt. Lässt der belebende Gesundheitsquell in unserem Körper nach, stellen sich Beschwerden zwangsläufig ein.

Um kein Missverständnis aufkommen zu lassen: Schwere Krankheiten bedürfen der Aufsicht des Arztes, und Medikamente sind in vielen Fällen lebensnotwendig.

Nicht selten sucht der behandelnde Arzt nach der Ursache, verschreibt oder empfiehlt schließlich Medikamente, die gezielt auf Symptome einwirken: Kräftigungsmittel für den Kreislauf, Mittel zur besseren Gehirndurchblutung, leichte Antidepressiva, wie etwa Johanniskraut oder Baldrian, oder auch Kombipräparate aus Vitaminen und Mineralstoffen, die vitalisierend wirken sollen.

Die eigentliche Ursache aber, eine verhängnisvolle, anhaltende Entgleisung im körpereigenen Wasserhaushalt, bleibt unerkannt. »Wasser macht krank, Wasser macht gesund« – so schlicht lautet die neue Therapieformel moderner Stoffwechselexperten.

Mit Medikamenten falsch behandelt

Wenn den Zellen Wasser fehlt, werden sie krank, alt und welk. Verschiedene Beschwerden und Krankheiten sind die Folge. Diese werden dann oft mit Arzneimitteln aus der Apotheke oder aus dem Supermarkt behandelt, was im Grunde eine absurde Entwicklung ist. Viel einfacher wäre es, den Wasserhaushalt der Patienten auf natürliche Weise zu regenerieren. Damit könnte man Befindlichkeitsstörungen vorbeugen und Krankheiten heilen. Eine entgleiste Wasserbalance wird häufig mit pharmazeutischen Wirkstoffen behandelt. Stets werden dabei lediglich Symptome behandelt, nicht aber die Ursachen. Und die Nebenwirkungen sind unter Umständen gravierend.

Arzneimittel	Mögliche Nebenwirkungen
Azidose-Therapeutika (zur Regulierung des Säure-Basen-Haushalts)	Übelkeit, Erbrechen, Durchfall
Schmerzmittel, Rheumamittel	Hautrötungen, Übelkeit, Allergien
Allergiemittel	Hautjucken, Überempfindlichkeit
Blutdruckmittel	Schwindel, Schwächegefühl, Seh- und Schlafstörungen, Kopfschmerzen, Nervosität, Impotenz
Dermatika (Hautmittel)	Allergien, Muskelschwäche, depressive Verstimmungen, Magenbeschwerden, grauer Star
Durchblutungsfördernde Mittel	Hyperaktivität, Schlafstörungen, Übelkeit, Herzjagen
Geriatrika (gegen Altersbeschwerden)	Magenbeschwerden, Herzrhythmusstörungen, Schwindel, Allergien, Erregungszustände
Sedativa (Beruhigungsmittel)	Hautreaktionen, Muskelschwäche, Müdigkeit, Schwindel, Kopfschmerzen, Sehstörungen, Magen-Darm-Beschwerden
Magen-Darm-Mittel	Nervosität, Muskelschwäche, Durchfall, Müdigkeit, Herzrhythmusstörungen, Verstopfung
Migränemittel	Unruhe, Schlafstörungen, Reizbarkeit, Allergien, Magen-Darm-Beschwerden, Übelkeit, Erbrechen
Ophthalmika (Augenmittel)	Allergien, Überempfindlichkeitsreaktionen
Venenmittel	Allergien, Hautreaktionen, Magen-Darm-störungen, Herzklopfen, Schwindel, Kopfschmerzen, Mundtrockenheit

Wasser ist das natürlichste Heilmittel aus der wundervollen Apotheke der Natur. Es wirkt häufig sofort, oft innerhalb Stunden, auf einfache Weise. Wasser verjüngt und hält die ganze Familie gesund und vital.

Vorsorgen ist am besten

Je nach Wirkstoff können Medikamente unterschiedliche Nebenwirkungen auslösen. Selbstverständlich sind aggressiv ansetzende Therapeutika oft auch notwendig, um bedrohliche Krankheiten zu behandeln. Insgesamt aber gilt:

- Pflanzliche Arzneimittel sind meist verträglicher als chemisch definierte Medikamente.
- Sinnvoller ist es – wenn irgend möglich – Beschwerden mit heilkräftigem Obst oder Gemüse zu behandeln. Dies gilt z. B. für Zahnfleischbluten, nervöse Unruhe, Hautbeschwerden, noch nicht entwickelte Krampfadern, Übergewicht, erhöhten Blutdruck, Sehschwäche, Schlafstörungen, Verstopfung und Darmträgheit.
- Das beste natürliche Heilmittel zur Vorbeugung von Befindlichkeitsstörungen, Beschwerden und Krankheiten ist Wasser. Selbst bei bereits massiv auftretenden Symptomen kann eine Wasserbehandlung – innen und außen – Linderung verschaffen und den Heilungsprozess enorm verkürzen.

Zu einer guten Gesundheitspflege gehört eine ausgewogene Ernährung. Obst, Gemüse und Wasser sind Heilmittel, die keine Nebenwirkungen auslösen.

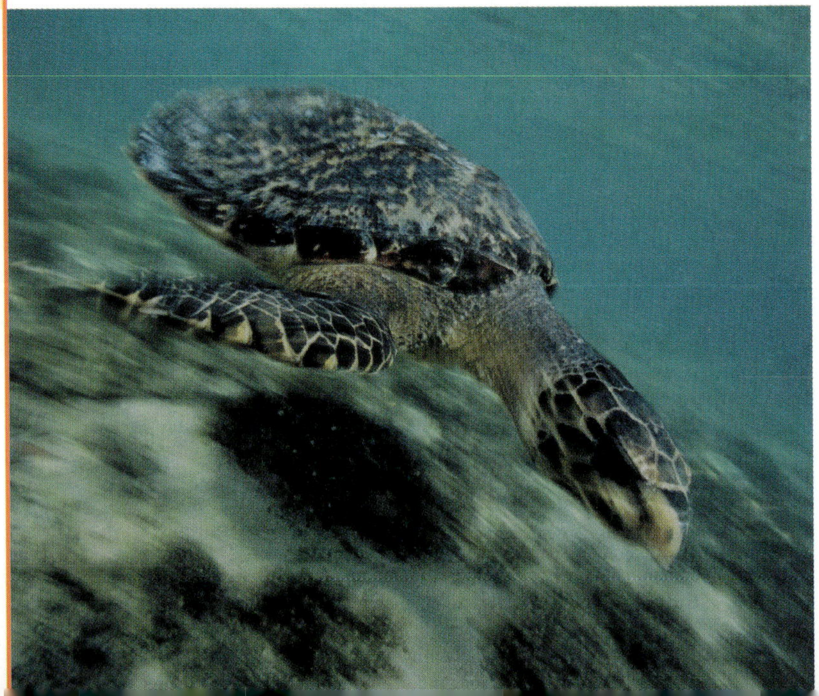

Die evolutionäre Heimat jedes Lebewesens ist das Meer und somit das Wasser.

Alles Leben kommt aus dem Wasser

Alle Pflanzen, Tiere und natürlich auch die Menschen haben ihren Ursprung im Wasser, in den Ozeanen, die vor Urzeiten, vor Milliarden Jahren, die Erde bedeckten. Entwicklungsgeschichtlich gesehen entstammen unsere Zellen dem Meerwasser. Die Natur kennt keine Zeit, keinen Wandkalender und keine Küchenuhr. Drei oder vier Milliarden Jahre sind für sie kein erheblicher Zeitraum. Oder anders ausgedrückt: Die Urzellen, die sich in jenen grauen Vorzeiten aus Elementen wie Sauerstoff, Wasserstoff, Kohlenstoff oder Stickstoff entwickelt haben, unterscheiden sich im Prinzip gar nicht so wesentlich von den rund 70 Billionen Körperzellen, die unseren Körper bilden.

Für die Zellen hat sich im Laufe der Evolution nicht viel verändert. Sie »schwimmen« in einem Meer aus extrazellulärem Wasser, das eine Konzentration von 0,9 Prozent Salz aufweist und damit identisch ist mit dem Meerwasser, aus dem sie alle stammen.

Unsere Entstehungsgeschichte

Vor rund vier Milliarden Jahren war die Erde umschlossen von heißem Wasserdampf, jegliche Form von Leben war ausgeschlossen. Nach und nach sorgten dann die Kraft der Sonnenstrahlen und die eigene Erdwärme dafür, dass sich aus Atomen komplexe Moleküle aufbauen konnten. Daraus entstanden schließlich Zellen, welche die Fähigkeit entwickelten, sich zu vermehren. Bakterien entstanden, die in den Meeren lebten und – als Abfallprodukt ihres Stoffwechsels – gewaltige Mengen von Sauerstoff in die Atmosphäre abgaben, die ursprünglich aus Wasserstoff und Helium bestand. Dieser Sauerstoff schützte die Erde nun vor den tödlichen Strahlen der Sonne, unser Planet kühlte sich ab, die ungeheuren Massen gasförmigen Wassers in den Wolken regneten zu riesigen Ozeanen nieder.

Aus denen wagten sich ganz allmählich Algen und andere niedere Pflanzen und Mikroorganismen heraus ans Land und bevölkerten es. Die frühen Einzeller schlossen sich im Laufe von Jahrmillionen zu mehr- oder vielzelligen Gebilden zusammen – nun gab es bereits hochwachsende Pflanzen und krabbelnde oder auch fliegende Tiere. Inzwischen kennen Wissenschaftler rund 1,7 Millionen winzige, kleine und große Arten von Pflanzen und Lebewesen: über eine Million Spezies von Insekten, eine Viertelmillion Blütenpflanzen, rund 18 000 Moosarten, 50 000 verschiedene Säugetiere, Fische, Reptilien und Vögel. In den Tropen – so vermuten die Biologen – warten noch weitere zwei Millionen Gattungen auf ihre Entdeckung.

All diesen Pflanzen, Tieren und uns Menschen haben die Ozeane ihr Wasser quasi als das kostbare Lebenselixier mitgegeben, ohne das sie nicht existieren könnten. Unsere evolutionäre Heimat bleibt das Meer, das uns nach wie vor ebenso beherrscht wie die Sonne: mit lebensspendendem Wasser und wärmenden Strahlen.

Alles Leben auf Erden, jeder noch so geringfügige Stoffwechselprozess in allen Pflanzen, allen Tieren und Menschen, ist abhängig von Wasser.

Deshalb ist Wasser für unsere mentale und körperliche Gesundheit der wichtigste Nährstoff, bedeutender noch als Vitamine, Mineralien, Spurenelemente, Fettsäuren, Kohlenhydrate oder Eiweiß. Als Beleg für unsere genetische Herkunft aus dem Meer wird die Tatsache angesehen, dass das Wasser in unserem Körper noch immer einen ähnlichen Salzgehalt wie jener der Ozeane aufweist, nämlich 0,9 Prozent Salz pro Liter Wasser.

Wissenswertes über Wasser

- Wasser ist eine Flüssigkeit, die aus nur zwei Elementen besteht: Zwei Atome Wasserstoff (chemisch: H) verbinden sich mit einem Atom Sauerstoff (chemisch: O) zu dem Molekül H_2O.
- Wasser hat die Eigenschaft, in drei Formen (Aggregatzuständen) zu erscheinen: als gasförmiger Dampf, als Flüssigkeit und als festes Eis.
- Im Vergleich zu anderen Minimolekülen hat Wasser einen hohen Gefrierpunkt von 0 °C und einen hohen Siedepunkt von 100 °C. Weil auf der Erde meistens mittlere Temperaturen herrschen, formen sich die kleinen H_2O-Moleküle im Allgemeinen zu flüssigem Wasser.

- Wasser bedeckt, in Ozeanen, Seen und Flüssen verteilt, mehr als die Hälfte der Erdoberfläche.
- Wasser hat einen hohen spezifischen Hitzewert. d. h., es wird viel Wärme oder Hitze benötigt, um Wasser aufzuheizen. Dies ist für die ganze Natur und auch für uns sehr wichtig. Wasser im Fluss oder im Meer erwärmt sich nur sehr allmählich und geringfügig – so dass Fische und andere Tiere, aber auch Wasserpflanzen, stets ihre gewohnten Temperaturen vorfinden.
- Für uns Menschen ist diese Eigenschaft lebensnotwendig, weil das Wasser in unseren Zellen und in unserem Körper seine Temperatur kaum verändert. Dies ist eine lebenswichtige Voraussetzung für Trillionen Stoffwechselreaktionen, die bei uns täglich ablaufen und die nur in einem sehr engen Temperaturbereich möglich sind.

In welchem Aggregatzustand sich Wasser befindet, ob fest als Eis, flüssig oder gasförmig als Dampf, hängt nicht nur von der Temperatur, sondern auch von dem umgebenden Druck ab. Wasser kocht auf dem Mount Everest schon unter 100 °C.

Uralte Medizin

Vor Tausenden von Jahren waren die Menschen auch oft krank und suchten Hilfe bei Ärzten oder Männern und Frauen, die sich dem Heilwesen verschrieben hatten. Bunte Pillen und Dragees, werbeträchtig verpackte Tinkturen oder Tabletten gab es einst noch nicht. Die Heilkundler verordneten damals wild wachsende Wirkstoffe aus der Natur – und Wasser.

Zu den natürlichen Wirkstoffen zählen insbesondere Alkaloide, giftige stickstoffhaltige Pflanzenstoffe, die im Zellgerüst der Pflanzen der Abwehr von Bakterien, Viren, Pilzen, Parasiten und anderen krankheitserregenden Mikroorganismen dienen. Insgesamt sind 3 000 solcher Alkaloide bekannt, die meisten von ihnen in tropischen und subtropischen Dschungelgewächsen – also dort, wo der Konkurrenzkampf bereits unter den Kleinstlebewesen unerbittlich ist. Ganz klar, dass auch Menschen solche Heilgifte nutzen, um Bakterien oder andere

Sie sollten am besten viel Obst und Gemüse über den Tag verteilt essen, damit die Vitamine kontinuierlich zugeführt werden können.

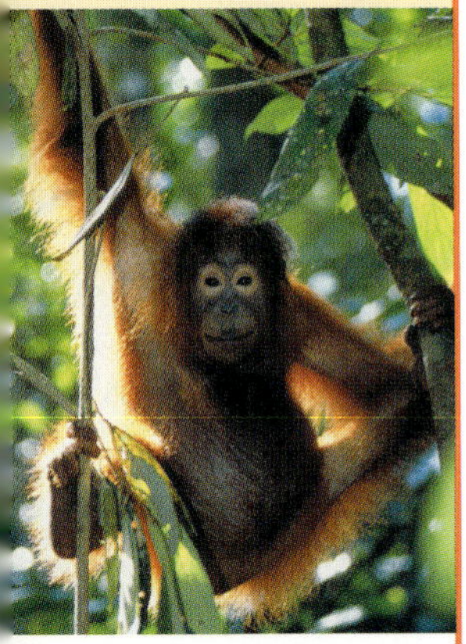

Tiere spüren instinktiv, ob ihnen Pflanzen und Beeren, die sie in der freien Natur finden, gut tun oder nicht.

Krankheitserreger abzutöten. Auch Tiere in freier Natur suchen, wenn sie mit Krankheitserregern infiziert sind, instinktiv nach alkaloidreichen Kräuterpflanzen, um sich selbst zu heilen.

Ein besonders stark wirkendes Alkaloid ist z. B. Morphin im Opium, das in Zellen des Schlafmohns synthetisiert wird und auch in der modernen Medizin für die Schmerzbetäubung verwendet wird. Das Alkaloid Atropin reift in Nachtschattengewächsen wie der Tollkirsche, im Stechapfel und im Binsenkraut heran; es hilft bei Verkrampfungen im Magen-Darm-Bereich. Ein anderes Alkaloid ist Colchicin, ein Pflanzengift aus den Knollen und Samen der Herbstzeitlosen, das schon vor Tausenden Jahren bei akuten Gichtanfällen eingesetzt wurde. Heute kann man alle diese Pflanzenmittel in Kapseln oder anderen Darreichungsformen in Apotheken kaufen.

Vitamine aus der Apotheke der Natur

Lange bevor es Menschen auf der Erde gab, nutzten Tiere die Vitamine in Obst, Knollen und Blättern: Vitamin C vorbeugend und heilend gegen Infektionskrankheiten und zur Kräftigung ihrer Gefäße, die Karotinoide in gelben, roten, grünen und blauen Beeren oder Früchten zur Stärkung des Immunsystems, fetthaltige Pflanzen oder deren Produkte, die viel Vitamin E enthalten, zum Schutz gegen freie Radikale, für den Aufbau ihrer Haut, des Fells und für verschiedene lebensnotwendige Stoffwechselprozesse. Die B-Vitamine, die von Pflanzen produziert werden, helfen beim Stoffwechsel von Eiweiß und Kohlenhydraten, kräftigen die Nerven und wirken vorbeugend und heilend gegen Beschwerden und Krankheiten. Ähnliches gilt auch für Spurenelemente oder Mineralstoffe. Schon vor Tausenden von Jahren wussten die Heilkundigen, dass kalziumreiche Kräuter wie Thymian, Majoran oder Salbei beruhigend wirken, Gemüse mit seinem hohen Kaliumanteil wirkt entwässernd. Heute gibt es in Apotheken und

Drogerien Vitamine und Mineralstoffe, bunt verpackt und teuer angeboten, deren Wirksamkeit im Endeffekt jedoch nur von der Natur übernommen und in Form gebracht wurde.

Wasser ist die beste Medizin

Ein Großteil aller rund 80 000 Arzneimittel, die heutzutage verkauft werden, enthalten Wirkstoffe, die von Tieren und Menschen schon vor langer, langer Zeit genutzt wurden. Von der Werbung hochgejubelt, raffiniert angepriesen, werden sie für viel Geld verkauft. Wasser spielt hingegen eine bescheidene Rolle. Dabei ist Wasser das wohl wichtigste »Medikament«. Aber weil Wasser aus jeder Leitung sprudelt, sich überall in Quellen, Bächen, Flüssen, Seen quasi zum Nulltarif anbietet, lässt es sich nur schwerlich für viel Geld an den Mann bringen. Zum Glück – denn so können wir es äußerst preiswert nutzen, Tag für Tag, für unsere eigene mentale und körperliche Gesundheit. Ärzte und Heilkundige vor undenklichen Zeiten wussten um die Heilkraft des Wassers. Sie wendeten das kostbare Nass äußerlich und innerlich an, heilten Befindlichkeitsstörungen, Beschwerden und Krankheiten, die praktisch alle Körperteile betrafen: Muskeln, Sehnen, Bindegewebe, Skelett, Organe, Herz und Kreislauf, Verdauungssysteme, Haut und Nervensystem.

Zu Zeiten der alten Chinesen gab es noch keine zivilisatorisch bedingten Krankheiten. Auch wenn heute moderne Forschung und Schulmedizin schwerste Krankheiten präzise diagnostizieren, die Operationstechnik perfekt ist und die Pharmaindustrie lebensrettende Wirkstoffe entwickelt, kommt dem Wasser größte Bedeutung zu.

Wasser falsch verteilt

»Mindestens ein Drittel aller Zivilisationskrankheiten sind – direkt oder indirekt – durch eine Entgleisung in der Wasserbalance bedingt«, erklärt Dr. Hoyt S. Macatee vom National Institute of Health in Bethesda im US-Staat Maryland. Entweder fehlt den Betroffenen Körperwasser, oder sie haben zu viel davon. Was jedoch wesentlich häufiger der Fall ist: Wasser haben die Menschen ausreichend im Körper – es ist nur falsch verteilt.

Die Zellen sind die kleinsten Bausteine in unserem Körper. Wasser und Salz bestimmen ihre Leistungsfähigkeit.

Hauptnährstoff des Körpers

Auf die Verteilung des Wassers kommt es an

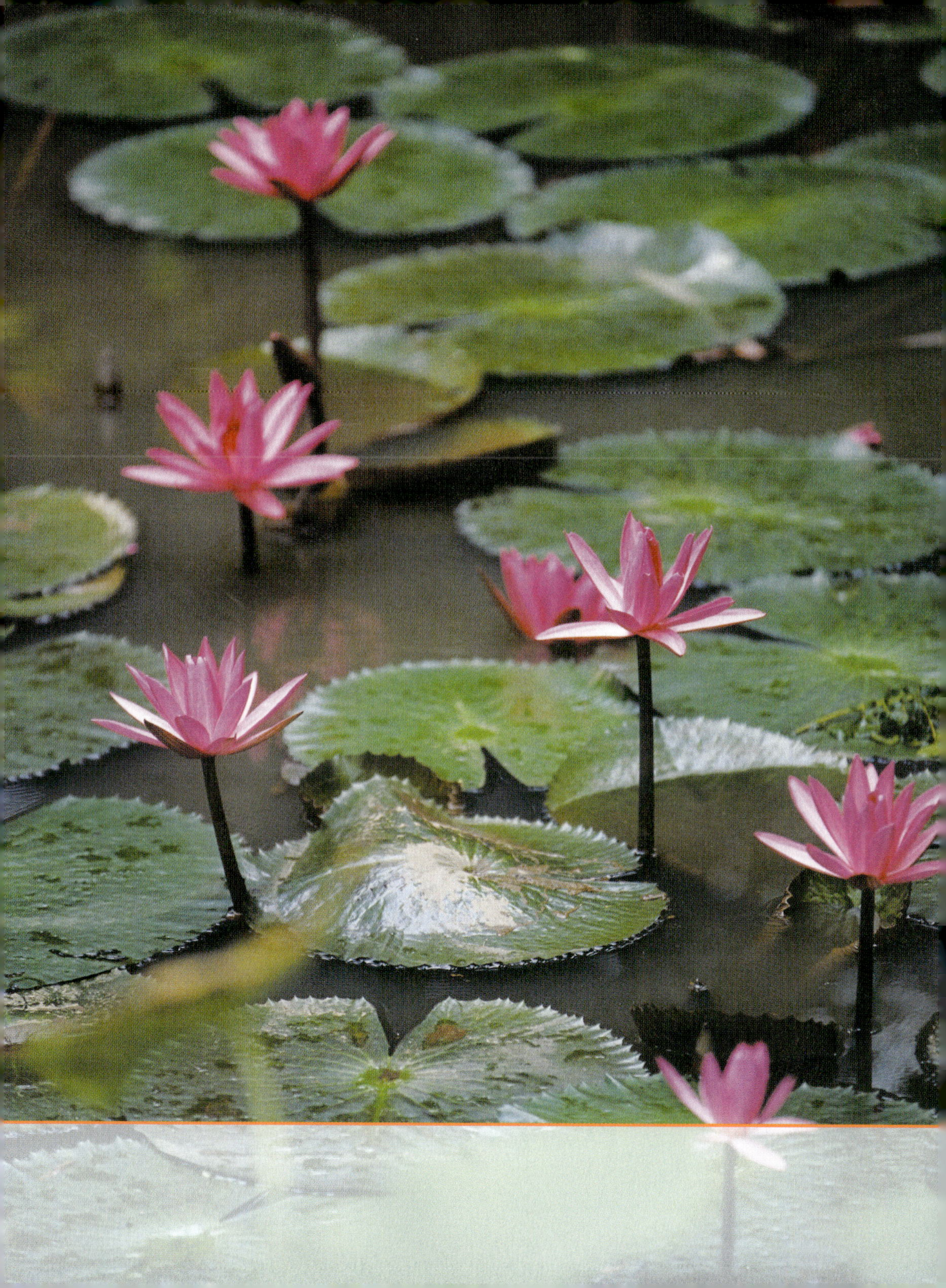

Das Wasser und die Zellen

Der menschliche Organismus besteht zur Hälfte oder gar zu zwei Dritteln aus Wasser, je nachdem, ob es sich um einen jungen oder einen alten Körper handelt, ob ein Mann oder eine Frau betrachtet wird. Säuglinge bestehen z. B. bis zu 77 Prozent, eine erwachsene Frau zu 50 bis 55 Prozent aus Wasser. Die insgesamt hohe Menge an Wasser ist auf den ersten Blick nicht zu erkennen. Doch wenn Wissenschaftler genau hinsehen, entdecken sie überall und in jedem Gewebe einen gehörigen Anteil an Wasser.

In der Fachsprache wird der Begriff »Körperflüssigkeit« bevorzugt verwendet, denn reines Wasser kommt im Körper eigentlich nicht vor.

Körperflüssigkeiten

Die größte Menge an Wasser befindet sich vor allem in unseren Körperflüssigkeiten, natürlich nicht in reiner Form, sondern mit verschiedenen Mineralstoffen und Eiweißen vermischt. Experten bevorzugen deshalb den Begriff »Körperflüssigkeiten«, wenn es darum geht, das Wasser im Körper zu charakterisieren. In folgenden Flüssigkeiten ist Wasser enthalten:

- dem Blut,
- der Lymphe,
- den Magen- und Darmsäften,
- der Galle,
- dem Speichel,
- dem Urin,
- dem Schweiß,
- den Schleimsekreten,
- der Gehirnflüssigkeit,
- der Rückenmarksflüssigkeit,
- der so genannten Synovialflüssigkeit, der Gelenkschmiere,
- der Tränenflüssigkeit.

Wasser in festem Gewebe

Doch auch scheinbar ganz festes Gewebe unseres Körpers enthält überraschend viel Wasser:

- Unsere Muskeln bestehen zu drei Vierteln aus Wasser; dies natürlich nur, wenn sie gut trainiert und genährt sind.
- Die Knorpel enthalten bis zu 80 Prozent Wasser.
- Unsere scheinbar trockenen Knochen bestehen zu 22 Prozent aus Wasser.
- Auch unser Bindegewebe ist zur Hälfte reines Wasser.
- Die Nieren bestehen zu 82 Prozent aus Wasser.
- Unser Gehirn enthält 74 Prozent Flüssigkeit.
- Die Leber besteht zu 69 Prozent aus Wasser.
- Auch unsere Fettzellen enthalten keineswegs nur Triglyzeride, also Fettmoleküle, sondern auch rund zehn Prozent Wasser.

»Intra« ist mit »innen«, »Extra« mit »außen« gleichzusetzen, wenn es darum geht, ob sich Wasser in der Zelle oder um die Zelle herum befindet.

Art und Verteilung von Körperwasser

Wissenschaftler haben dank ihrer modernen Analysegeräte festgestellt, dass Körperflüssigkeiten eine recht unterschiedliche Zusammensetzung haben. Gerade diese Zusammensetzung spielt eine erhebliche Rolle, wenn es darum geht, ob wir fit, vital und jung oder eben kränklich, übergewichtig und vorzeitig gealtert sind. Alle Körperzellen haben ein wichtiges Merkmal der vor Jahrmilliarden entstandenen Einzeller im Laufe der Entwicklung behalten: Sie sind von einer Flüssigkeit umgeben, der so genannten extrazellulären Flüssigkeit, welche die Zellen schützend und polsternd einbettet. Außerdem enthalten die Zellen selbst Wasser, das als intrazelluläre Flüssigkeit bezeichnet wird. Die Aufnahme von hohen Flüssigkeitsmengen durch Getränke sowie das Ausscheiden des Urins über die Nieren beeinflussen in erster Linie den extrazellulären Flüssigkeitsraum.

Intra- und extrazelluläres Wasser

- **Intrazelluläre Flüssigkeit ist jenes Körperwasser, das sich im Inneren der Zellen befindet. Es macht etwa 60 bis 70 Prozent des gesamten Körperwassers aus.**
- **Extrazelluläre Flüssigkeit ist jenes Körperwasser, das sich außerhalb der Zellen befindet. Es macht 25 bis 40 Prozent des gesamten Flüssigkeitsanteils aus. Dazu zählt natürlich nicht nur die Flüssigkeit, in die die Zellen polsternd eingebettet sind, sondern auch das viele Wasser in Blut, Lymphe und anderen Körperflüssigkeiten.**

Ein Mangel an Zellflüssigkeit macht krank. Wenn die Zelle wieder ausreichend mit lebensnotwendiger Flüssigkeit versorgt wird, blüht sie auf, das gesamte Gewebe gesundet und Beschwerden klingen ab.

Die Zellen – prall mit Wasser gefüllt

Auch wenn sich die tierischen (und menschlichen Zellen) von den pflanzlichen Zellen in einigen Merkmalen unterscheiden, so ist beiden gemein, dass sie sich mit Wasser vollsaugen, bis der Widerstand ihrer Zellwände zu stark wird. Gut gewässerte Pflanzen stehen steif und aufrecht. Auch unsere Zellen sind nur dann üppig und jung, wenn sie prall voll Wasser sind. Nur so können z. B. unsere Haut, unser Bindegewebe und unsere Muskeln kräftig und jugendlich aussehen. Wenn Pflanzenzellen Wasser fehlt, werden sie welk. Nicht anders ergeht es unseren Zellen. Sie trocknen dann aus, ihr Altersprozess schreitet rasch fort – und sie sterben schnell. Wo immer in unserem Körper den Zellen Wasser fehlt, kommt es zu entsprechenden Mangelerscheinungen, zu Beschwerden, womöglich zu Krankheiten. Dies kann in den Gefäßwänden ebenso sein wie in der Haut, den Muskeln oder Gelenken, im Nervensystem oder in den Organen. Wassermangel in Zellen ist eine der häufigsten Ursachen für Befindlichkeitsstörungen, für erste Warnzeichen, dass irgendetwas in unserem Organismus nicht stimmt. Nur wird diese Ursache häufig nicht erkannt, weder vom Arzt noch vom Patienten selbst.

Ohne Wasser können wir nicht leben

Neben dem Sauerstoff in der Luft, den wir bei jedem Einatmen in uns aufnehmen, ist Wasser für uns lebensnotwendig. Wir Menschen können wochenlang ohne Nahrung leben, aber nur wenige Tage ohne Wasser. Wir können ohne große Gefahr für unser Leben unsere gesamten Reserven an Kohlenhydraten und Fett verlieren und sogar noch rund die Hälfte des Eiweißanteils in unserem Körper – aber wenn uns nur fünf Prozent unseres Körperwassers entzogen werden, sind wir krank. Die Symptome können sehr unterschiedlich sein: Müdigkeit, Muskelschwäche, Herzjagen, Schwindelgefühle und Konzentrationsschwäche sind die häufigsten Beschwerden.
Bei einem Verlust von zehn Prozent Körperwasser drohen Herzinfarkt oder Schlaganfall. Wenn wir zwanzig oder mehr Prozent Körperwasser verlieren, sind wir praktisch nicht mehr lebensfähig.

Unsere rund 70 Billionen Körperzellen sind so winzig, dass 1 000 davon notwendig wären, um – aneinander gereiht – einen Daumennagel zu überbrücken.

Die Zellen unter dem Mikroskop

Um die Verteilung des Wassers im Körper zu verstehen, kommt man nicht umhin, die Zelle, den kleinsten Baustein des Organismus, genauer unter die Lupe zu nehmen. Zellen sind die winzigen Grundeinheiten allen Lebens auf Erden, auch der Pflanzen. Jedes Lebewesen auf Erden ist entweder eine einzelne Zelle oder ein Gefüge aus mehreren oder unüberschaubar vielen Zellen. Zellen sind unterschiedlich groß, je nachdem, welche Funktion sie übernehmen. Eine durchschnittliche Pflanzenzelle misst 35 Mikrometer (Millionstel Meter), eine menschliche Zelle etwa die Hälfte davon. Jede Zelle ist ein betriebsames Wunderwerk aus Millionen Einzelteilen, vergleichbar mit einer Großstadt, in der das regste Leben herrscht. Eingehüllt von einer schützenden Zelldoppelmembran versorgen mikroskopisch feine Wasserkanälchen alle Zellregionen mit lebensspendenden Nährstoffen.

Die Aufgabenverteilung in der Zelle ist strikt geregelt. Jedes Organell übernimmt eine besondere Funktion.

Die »Organe« der Zellen

Hunderttausende so genannte Organellen sorgen für den Stoffwechsel innerhalb jeder einzelnen Zelle.

- Die Zellmembran ist äußerst wichtig für den Wasserhaushalt, denn sie schützt das Zellinnere nach außen hin ab. Sie besteht aus zwei ölig-feuchten Schichten mit einer Zwischenschicht.
- Die Ribosomen – sie sitzen als Körnchen auf einem schlauchartigen Gebilde namens Endoplasmatisches Retikulum – sind für die Herstellung von Eiweißen zuständig. Sie bestehen aus Ribonukleinsäuren (RNS) und knüpfen die Zellproteine zusammen.
- Die Mitochondrien sind die »Kraftwerke« der Zellen. In ihnen werden die Kohlenhydrate und Fett zu Zellenergie verbrannt. Dabei entstehen energiereiche Phosphorverbindungen (ATP).
- Lysosomen sind die Müllabfuhr, sie bauen unverwendbares Zellmaterial ab und werden auch als das »Verdauungssystem« der Zellen angesehen.
- Der Golgi-Komplex erneuert u. a. verbrauchte Zellteile.
- Zentriolen sorgen für die Zellteilung und Verjüngung des Gewebes.
- Darüber hinaus gibt es noch eine ganze Reihe fleißiger Zellkomponenten, die Tag und Nacht damit beschäftigt sind, uns fit und gesund zu erhalten. Kontrolliert und gesteuert wird das großstadtähnliche, geschäftige Zellleben durch die Gene im Zellkern. Die »Baupläne«, die genetische Information, sind in den Chromosomen niedergelegt und werden in jede neu zu bildende Zelle eingebaut.

Das Zytoplasma

Prall gefüllt ist dieser kleine tüchtige und eifrige Kosmos von Zellwasser, in dem alle Organellen nur im unendlich feinen Zytoskelett Halt finden. Das gesamte Innere einer Zelle nennen Wissenschaftler Zytoplasma. Es besteht zu 75 bis 95 Prozent aus Wasser, außerdem aus Proteinen, Fettstoffen, Kohlenhydraten, Mineralsalzen und Spurenelementen. Wenn der Flüssigkeitsgehalt im Körper sinkt, verringert sich auch unser mentales und körperliches Leistungsvermögen. Kein Wunder also, dass alle unsere Zellen das Wasser lieben, ja, zum Leben bitter notwendig haben.

Die Zellen sind die Bausteine des Lebens. Um die verschiedenen Funktionen der Organe zu meistern, haben sie sich auf einzelne Aufgaben spezialisiert.

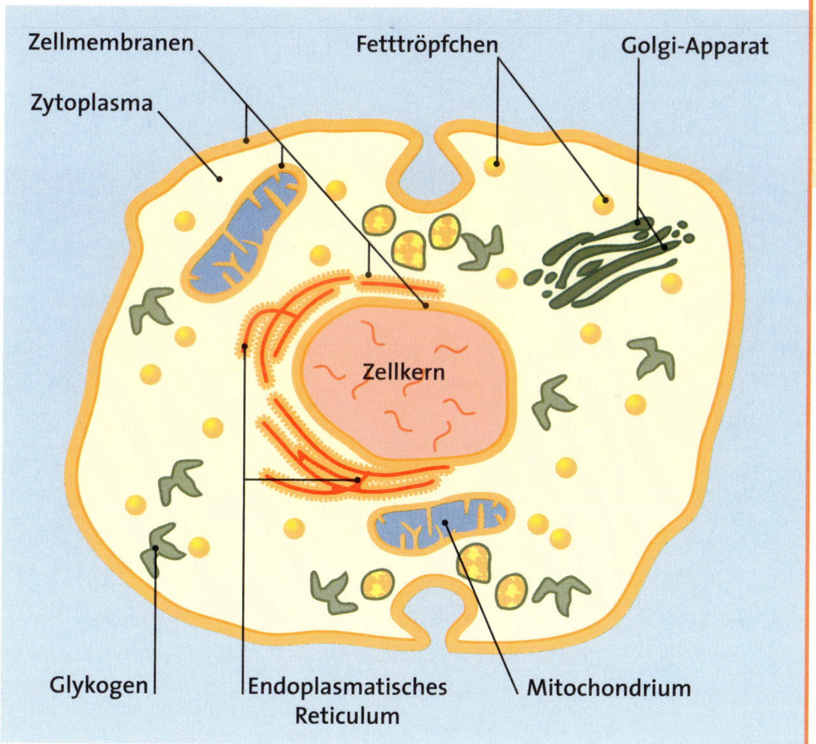

Schematische Darstellung einer Zelle.

Als Diffusion bezeichnet man eine Wanderung von Teilchen von einem Ort hoher zu einem Ort niedriger Konzentration. Osmose ist eine spezielle Form der Diffusion, da sie durch eine Membran stattfindet, die nur ein Lösungsmittel durchlässt.

Wie kommt das Wasser in die Zellen?

So richtig aufregend und lebendig geht es in einer kleinen Zelle erst zu, wenn sie optimal mit Flüssigkeit gefüllt ist. Diesen Zustand bezeichnen Wissenschaftler als Homöostase. Der Begriff »Waterbalance« oder »Wasserbilanz« kennzeichnet deutlicher die Abhängigkeit unserer Zellen von ausreichender Flüssigkeitszufuhr. Damit Wasser in die winzige Zelle hineinfließen kann, ist ein feiner Mechanismus notwendig, denn es gilt, eine Wanderung von Teilchen durch die Zellwand zu ermöglichen. Diesen Mechanismus bezeichnen Zellforscher mit dem Begriff »Osmose«.

Elektrisch geladene Teilchen

Die Schutzhüllen der Zellen, die Plasmamembranen, bestehen vorwiegend aus Fettmolekülen; deshalb kann das Wasser nicht einfach so aus der Zelle ausfließen, Moleküle oder andere Substanzen können aber ebenso wenig diese ölig-feuchte Wand passieren. Ausnahmen sind Fettsäuren, andere fettlösliche Moleküle wie die Steroidhormone (zu denen unsere Sexualhormone zählen) sowie die Vitamine A, D und E. Der Grund, weshalb es für Partikel so schwer ist, die Zellwand zu passieren, ist, dass sie meistens auf ihrer Oberfläche elektrisch geladen sind – Wissenschaftler nennen solche Teilchen polar.

Hülle mit Transportfunktion

Die Schutzhäutchen unserer Zellen sind also nur teilweise durchlässig. Die Osmose, der lebenserhaltende Zufluss von Wasser, funktioniert nur deshalb, weil ölhaltige Teilchen in der Membran ständig ihre Lage verändern, wodurch sich mikroskopisch winzige Poren öffnen. Häufig ordnen sich auch Proteine in der Schutzhülle zu solchen Poren, dann entstehen auch richtige Kanälchen, für einen kürzeren oder auch längeren Zeitraum. Diese Poren sind extrem eng und fein, sie haben einen Durchmesser von gerade mal 0,7 bis 1 Millionstel Meter, also Tausendstel Millimeter. Weil Wassermoleküle nur einen Durchmesser von etwa 0,4 Mikrometer haben, dürfen sie durch diese Kanälchen einfließen oder die Zelle verlassen. So entsteht 24 Stunden am Tag ein unablässiger Wasseraustausch zwischen dem Zellinnern, dem Zytoplasma, und dem Zellwasser außerhalb der Zellen, der extrazel lulären Flüssigkeit. Dieser Wasseraustausch ist durchaus beträchtlich. So kann beispielsweise ein rotes Blutkörperchen pro Sekunde das 100fache seines eigenen Flüssigkeitsgehalts durch frisches Blutwasser ersetzen.

Schutzfunktion der Zellmembran

Unsere Zellen haben so etwas wie eine fürsorgliche, stets aufmerksame Frau Doktor, die auf die Gesundheit und vor allem ihren Wasserhaushalt achtet: die schützende Membran. Wie schon vorher erwähnt, besteht diese genau genommen aus zwei ölig-feuchten Schichten mit einer Zwischenschicht. Die Zellmembran hat eine große Verantwortung. Sie muss tagtäglich darauf reagieren, dass sich der Zustrom an Nährstoffen und Wasser nur allzu leicht verändert. Diese Veränderungen können verschiedene Ursachen haben: dadurch dass wir viel Sport treiben oder anderweitig körperlich aktiv sind und deshalb stark schwitzen, dadurch dass sich unsere Ernährung ändert oder dass wir von einer Umgebung in die andere wechseln, aus unserem gewohnten gemäßigten Klima in ein anderes, wenn wir z. B. Urlaub im sonnigen Süden oder gar im tropisch heißen oder schwülen Afrika machen. In allen Fällen kann sich die Zusammensetzung der Flüssigkeit in- oder außerhalb der Zelle nur allzu rasch ändern. Oder was noch schlimmer ist: Außerhalb der Zelle sammelt sich das meiste Wasser – und die Zelle selbst verdörrt.

Die antioxidativen Vitamine C, E und Provitamin A schützen die Zellmembranen vor den Angriffen freier Radikale.

Elektrolyte als Helfer

Die Zellmembran stützt sich bei ihren regulierenden Mechanismen auf die besondere Eigenschaft so genannter Elektrolyte. Dies sind Mineralsalze, die positiv oder negativ geladen sind und über die großartige Eigenschaft verfügen, Wasser hin und her zu schieben, so z. B. von der extrazellulären Flüssigkeit in die Zelle hinein – oder umgekehrt. Damit steht ihr ein Instrument zur Verfügung, das den Wasserhaushalt kontrolliert. Ohne dieses Instrument wäre Leben auf der Erde unmöglich. Je besser es funktioniert, desto vitaler sind wir.

Natrium und Kalium

Innen Kalium, außen Natrium – die Natur hat den Aufenthaltsort der Mineralstoffe in den Zellen geregelt.

Die beiden wichtigsten dieser Elektrolyte sind die Mineralien Natrium und Kalium – zwei bedeutende Gegenspieler. Sie existieren in unserem Stoffwechsel gewissermaßen in einem steten friedlichen Wettbewerb, wie zwei Kinder, die sich gegenseitig einen bunten Gummiball abjagen wollen: Natrium bindet Wasser, Kalium versucht, das Wasser aus der Zelle zu leiten. Dieses Hin und Her sorgt für einen gesunden Wasserfluss in beide Richtungen.

Oder besser gesagt: So war es früher einmal, bei unseren Urahnen, den Neandertalern, oder bei unseren unmittelbaren Vorfahren bis vor etwa 100 oder auch nur 50 oder 40 Jahren. Denn Kalium ist insbesondere sehr reich in Obst und Gemüse enthalten – dies hat die Natur schon vor Urzeiten so eingerichtet. Natrium ist dagegen der Hauptbestandteil unseres Kochsalzes. Weil wir immer weniger Obst und Gemüse, dafür aber immer salzreicher essen, gewinnt das Natrium immer öfter die Jagd nach dem bunten Gummiball, dem Zellwasser. Natrium hat seine Heimat außerhalb der Zelle, in der extrazellulären Flüssigkeit. Kalium ist in der Zelle daheim. So sammelt sich immer mehr kostbares Wasser außerhalb der Zellen, die ja unser Leben, unsere Gesundheit bestimmen. Die Zellen selbst schrumpfen, trocknen aus. Deshalb ist es unerlässlich, den Salzgehalt der Nahrung zu vermindern, um wieder ein Gleichgewicht zwischen den beiden Mineralstoffen im Körper herzustellen. Natrium und Kalium sollen Freunde sein, Verbündete unserer Gesundheit, unserer Waterbalance – so wie es die Natur vor Millionen Jahren vorgesehen, in unser genetisches Programm eingemeißelt hat.

Der Zellmembran würde es besser gehen, wenn wir nicht so viel Salz mit unserer Nahrung aufnehmen würden. Besser mit Kräutern, Chili, Curry, Pfeffer und anderen Gewürzen die Speisen schmackhaft machen.

Die Zellmembran im Modell

- **Wir nehmen eine flache Glasschale, trennen sie durch eine mit feinen Nadelstichen durchlöcherte Kunststofffolie in zwei Hälften. Wir füllen beide Hälften mit Wasser.**
- **In eine Hälfte geben wir 1 Teelöffel Salz, ohne umzurühren. Sofort strebt Wasser dem Salz zu. Es entsteht ein Sog von Wasser aus der salzfreien Hälfte durch die feinen Poren. Es entsteht Bewegung, Wasser strömt in die salzreichere Hälfte hinein.**
- **Das an Salzionen gebundene Wasser ist verhältnismäßig unbeweglich – im Gegensatz zu den freien Wassermolekülen, die nun eifrig in die salzreiche Hälfte einströmen.**
- **Gleichzeitig fließt salzreiches Wasser durch die feinen Nadelstichporen in die vorher salzfreie Hälfte, bis schließlich ein Ausgleich stattfindet.**
- **Der unruhige Wechselstrom von Natrium- und Chloridionen sowie von Wasser ebbt ab. Und es kommt zu einem steten, ruhigen, natürlichen Austausch von Wasser.**

Fazit: Was die mit Nadelstichen durchlöcherte Kunststoffhaut im Experiment ist, ist die Zellmembran für lebende Zellen. Sie hat ebenfalls äußerst viele winzigkleine Poren, durch die das Wasser unablässig hin und her fließt.

Salz als Motor aller Bewegung

Natrium ist Bestandteil von Kochsalz, einem Element, das seit Anbeginn unser Leben ermöglicht. Wie schon erwähnt, stammen alle Lebewesen entwicklungsgeschichtlich aus dem Meerwasser ab. Unsere Körperflüssigkeiten haben – gewissermaßen als wichtigstes Erbe unserer Abstammung – immer noch einen Salzanteil von 0,9 Prozent. Sie sind also ebenso salzreich wie das Meerwasser. Für unsere Zellen ist dies sehr wichtig, speziell für deren steten Wasseraustausch. Sie müssen und wollen unablässig Wasser aus der extrazellulären Flüssigkeit aufnehmen und an sie abgeben. Dies funktioniert nur mit Hilfe von Salz. Für Chemiker ist Salz Natriumchlorid, das im Wasser in zwei lösliche Ionen (Atomteilchen) zerfällt: in das positiv geladene Natrium und das negativ geladene Chlorid. Natrium zieht Wassermoleküle an, dadurch entsteht Bewegung, und Wasser gerät in Fluss.

Nicht zu wenig, nicht zu viel – ganz ohne Salz würden wir nicht überleben.

Zellen müssen ernährt werden

Bevor wir genauer betrachten, wie der Stofftransport in und aus der Zelle funktioniert, müssen wir noch wissen, was eigentlich transportiert werden soll. Was braucht die Zelle zum Leben? Natürlich Nährstoffe, wie Vitamine, Spurenelemente, Mineralien, Kohlenhydrate – und vor allem Proteine. Die sind freilich so groß und sperrig, dass sie sich von alleine unmöglich durch die gerade mal einen tausendstel Millimeter großen Poren hindurchzwängen oder -quetschen können. Sie benötigen aktive Hilfe. Dafür wird – im Gegensatz zum frei fließenden Wasseraustausch – Energie gebraucht, und diese wird in den Zellen von den Mitochondrien bereitgestellt.

Wichtigste Voraussetzung für den Nährstofftransport ist jedoch die Gegenwart der zwei bereits erwähnten Mineralien:

- Natrium bindet Wasser, sorgt also für einen entsprechenden Flüssigkeitssog – in die Zelle hinein oder aus der Zelle heraus.

▸ Kalium ist der Gegenspieler von Natrium. Das Mineral verdrängt Wasser, schiebt es gewissermaßen von sich.

Ernährung beeinflusst unseren Wasserhaushalt

Da Natrium und Kalium damit gewissermaßen einen Konkurrenzkampf ausfechten, wird auch klar, dass unsere tägliche Ernährung eine Auswirkung auf die Wasserbilanz des Körpers hat. Salzreiche, natriumreiche Kost schwemmt den Körper auf, salzarme, kaliumreiche Kost, z. B. Gemüse, wirkt entwässernd und befreit den Körper von überflüssigem Wasser.

Außen Natrium, innen Kalium

Doch zurück zu unserer Beobachtung unter dem Mikroskop. Damit so ein aktiver »Konkurrenzkampf« zwischen Flüssigkeiten in- und außerhalb der Zelle stattfinden kann, also zwischen dem intrazellulären und dem extrazellulären Wasser, müssen diese Flüssigkeiten unterschiedliche Konzentrationen haben, insbesondere an Natrium und an Kalium. Im extrazellulären Wasser, außerhalb der Zelle, befinden sich deshalb rund 100 Mal mehr Natriumionen als im Innern der Zelle. Im intrazellulären Wasser, innerhalb der Zelle, gibt es dagegen rund 100 Mal mehr Kaliumionen als im extrazellulären Wasser. Durch dieses Konzentrationsgefälle entsteht eine messbare »Spannung« zwischen beiden Seiten der Membran.

Die Zusammensetzung der extrazellulären Flüssigkeit ist immer noch dieselbe wie vor Milliarden Jahren in den Meeren, als sich die simpelsten Lebensformen gerade erst entwickelten: relativ viel Natrium und Chloride, etwas Kalium, Kalzium, Magnesium, Phosphor und Schwefel – dies alles in einer Salzlösung von etwa 0,9 Prozent. Das Zellinnere, das wässrige Zytoplasma, enthält dagegen viel Kalium und Phosphor, außerdem mehr Magnesium, Schwefel und Proteine.

Das Zusammenspiel von Natrium und Kalium wird durch unsere Ernährung direkt beeinflusst. Salzige Lebensmittel sollten wir deshalb meiden und stattdessen mehr Obst und Gemüse essen.

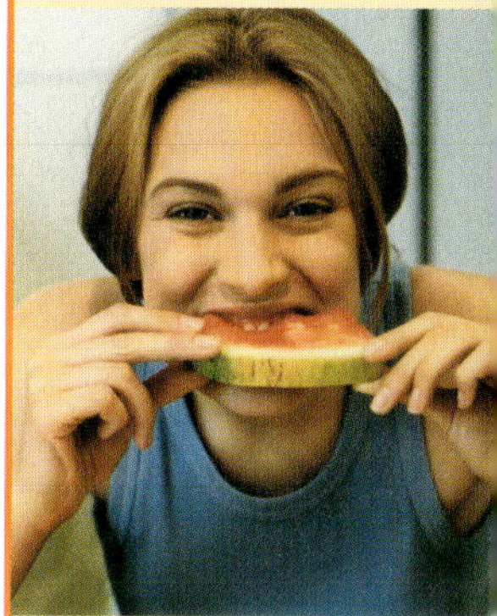

Aprikosen, Bananen, Nektarinen und Melonen zählen zu den kaliumreichen Früchten.

Schon geringfügige Verschiebungen in diesem Verhältnis können eine Körperzelle schwächen – und damit natürlich das gesamte Gewebe, das ja stets einen Zusammenschluss vieler Zellen darstellt. Genau in einem solchen Missverhältnis entstehen zahlreiche Beschwerden, unter denen einige von uns heutzutage leiden. Weil alle unsere Gewebe, selbst die Knochen, aus wasserreichen Zellen bestehen, kann sich ein Missverhältnis in der Wasserbalance verständlicherweise in unterschiedlichen Symptomen äußern.

Die Nahrung wird im Körper in ihre Einzelbestandteile zerlegt, damit die Zellen versorgt werden können. Kohlenhydrate werden zu Glukose, Proteine zu Aminosäuren und Fette zu Glyzerin und Fettsäuren abgebaut.

Zellen sind auf Hilfe angewiesen

Auch wenn die Zellen noch so viele Funktionen aufs Beste selbst bewerkstelligen, eines können sie nicht: Sie können sich nicht alleine die wichtigen Nährstoffe aus dem Blut bzw. der extrazellulären Flüssigkeit fischen. Zucker-, also Glukosemoleküle oder auch Eiweißbausteine oder andere Nahrungspartikel müssen durch die Mithilfe von anderen huckepack genommen werden, um in die Zelle zu gelangen. Diese Rolle spielen die Natriumionen. Genau genommen bindet sich so ein Nährstoff zusammen mit einem Natriumion an ein Trägermolekül. Weil Zellen aber stets heißhungrig sind und Millionen und Abermillionen Nährstoffmoleküle beanspruchen, strömt mit diesen zusammen immer mehr Natrium in die Zelle. Dementsprechend steigt die Natriumkonzentration in der Zelle an – und kleine »Pumpen« müssen wieder Millionen Natriumionen nach außen pumpen. Diese Pumpen sorgen also für einen niedrigen Natrium- bzw. Salzgehalt in der Zelle, damit – so paradox es auch klingen mag – mehr Salz bzw. Natrium von der anderen Seite der Zellschutzhülle mit wieder neuen Nährstoffen einfließen kann. Die angesprochenen kleinen Pumpen sind die beiden Gegenspieler Natrium und Kalium. Sie arbeiten als Natrium-Kalium-Pumpen stets aktiv und verbrauchen dabei ständig Energie.

Transportmechanismus Natrium-Kalium-Pumpe

▸ Die lebensnotwendigen Nährstoffe Aminosäuren, Proteine und Glukose gelangen nicht von allein aus dem Blut bzw. der extrazellulären Flüssigkeit ins Innere der Zelle. Nur dank der gegensätzlichen Kräfte von Kalium und Natrium gibt es einen aktiven Transport in die Zelle hinein. Zellforscher bezeichnen diese reziproke Kraft als Natrium-Kalium-Pumpe. Sie funktioniert nicht von allein – wie etwa der passive Zustrom von Wasser –, sondern benötigt Energie.

▸ An der inneren Auskleidung der Zellmembran sitzen mikroskopisch winzige »Pumpen«. Sie pumpen Natriumionen aus dem Zellwasser nach außen, dadurch verringert sich die Natriumkonzentration in der Zellflüssigkeit – und nun drängen an anderer Stelle der Zellschutzhülle Natriumionen durch Membranporen ins Innere, um die ursprüngliche Flüssigkeitszusammensetzung, also die alte Natriumkonzentration, wiederherzustellen.

▸ Die Natur hat es aber so eingerichtet, dass Natriumionen nur dann die Zelle betreten dürfen, wenn dies Glukose oder Eiweißbausteine auch gleichzeitig tun. Mit diesem kleinen Trick hat die Natur einen Transportweg für die Zellnahrung ersonnen.

▸ Funktionieren kann die Pumpe allerdings nur, wenn Kaliumionen mitspielen. Die strömen immer dann ins Innere der Zelle, wenn ihre Natriumgegenspieler von der Pumpe nach außen befördert werden. Wenn aber außerhalb der Zelle, im extrazellulären Wasser, keine Kaliumionen vorhanden sind, bleibt die Pumpe stehen.

▸ Obst, Rohkost, Salat und Gemüse sind also für unsere Gesundheit unerlässlich als Lieferanten des lebenswichtigen Kaliums – für die Antriebselemente bei der Versorgung der Zellen mit Nährstoffen.

Eine einzige kaliumreiche Mahlzeit kann unseren Zellstoffwechsel so richtig schön in Schwung bringen. Billiarden winzigkleiner Natrium-Kalium-Pumpen helfen fleißig mit, unsere Zellen und unser Gewebe zu füttern und aufzupäppeln.

Wer ausreichend trinkt, hat ein geringeres Risiko, an Nierensteinen oder Blasenkrebs zu erkranken.

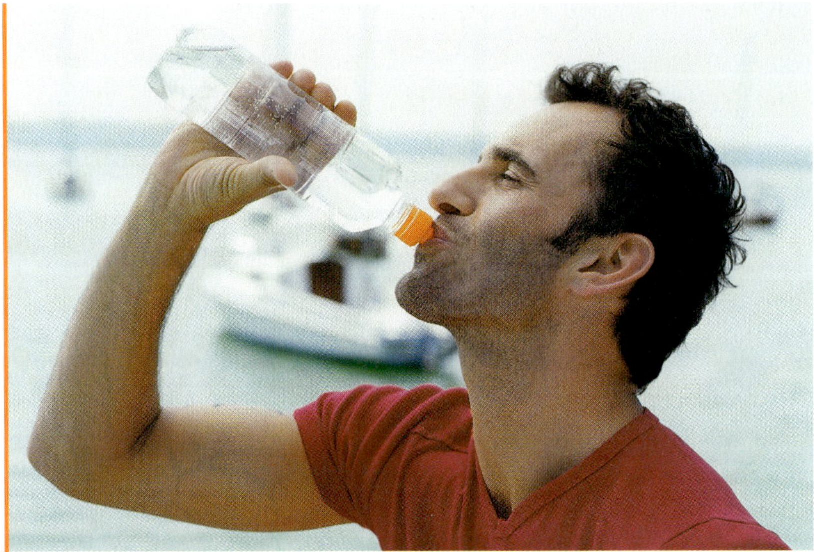

Viele Mechanismen werden nach und nach enträtselt. Daher gewinnt die Aqua-Therapie in der modernen Medizin eine zunehmend größere Bedeutung. Ihr Motto lautet: Vorbeugen und heilen mit Wasser – von innen und von außen.

Schwerstarbeit bei salzreicher Kost

Die fleißigen, winzigen Pumpen müssen jedoch Schwerstarbeit leisten, wenn die Natriumkonzentrationen außerhalb der Zelle ohnehin extrem hoch sind. Dies ist der Fall, wenn der betroffene Zeitgenosse stets sehr salzreich isst. Natriumionen, also Salzsubstanzen, können ja nur dorthin relativ leicht strömen, wo die entsprechenden Konzentrationen niedrig sind. Manche Menschen haben aber zu viel Salz im Körper. Die Folge: Lebensnotwendige Nährstoffe, wie insbesondere Glukose und Aminosäuren, erreichen nur begrenzt die Zellen. Deren Wasserhaushalt bricht zusammen, sie verhungern und verdursten. Auch an diesem Beispiel sieht man, wie fürsorglich die Natur die Versorgung unserer Zellen eingerichtet hat. Und welche Rolle sie dabei dem Lebenselixier Wasser zugedacht hat. Schon ein paar Schluck Wasser oder eine andere gesunde Flüssigkeit können enorm belebend wirken.

Die kleine Pumpe braucht Treibstoff

Genauso wie ein Auto nicht ohne Treibstoff fahren kann oder eine Glühbirne nicht ohne Strom leuchtet, braucht auch unser Körper Energie, selbst für die allerkleinsten Minimotoren, wie sie z. B. in den Natrium-Kalium-Pumpen stecken. Egal, ob Schnecken kriechen, Amseln fliegen oder unsereins die Fenster putzt – die notwendige Zellenergie dafür wird stets auf dieselbe Weise gewonnen. Das »Benzin« für unseren Zellstoffwechsel heißt ATP (Adenosintriphosphat). Dieses Molekül ist – wie alle extrem wichtigen Lebensmoleküle – erstaunlich einfach aufgebaut: aus drei Phosphoratomen als Hauptbestandteil. Wir können uns ein ATP-Molekül als drei bunte Luftballons vorstellen, die ehrgeizig in den luftigen Himmel streben, aber durch ein feines Gummi am Boden gehalten werden. Wenn wir das Gummi durchtrennen, schnellen die Ballons in die Höhe – Energie wird freigesetzt. In allen Tier-, Menschen- und auch Pflanzenzellen stecken – je nach Zellart – bis zu zehn Milliarden solcher ATPs. In ihrer Gesamtheit repräsentieren sie gespeicherte Zellenergie. Weil Muskelzellen mehr Energie verbrauchen, verfügen sie auch über mehr ATPs als etwa Bindegewebs- oder Hautzellen.

Ohne Sonnenenergie wäre kein Leben denkbar. Wir verdanken es den Pflanzen, diese Energie mit Hilfe der Fotosynthese zu bündeln und für uns zu speichern, in Form von Adenosintriphosphat (ATP).

Regeneration von ATP

Wenn ATP-Moleküle verbraucht sind, werden sie unverzüglich aus ihren Rohstoffen wieder synthetisiert, so dass den Zellen fast immer die nötige Energie zur Verfügung steht. Es ist immer wieder verblüffend, wie sinnvoll die Natur uns Menschen, aber auch die Tiere und die Pflanzen gestaltet hat. Auch die winzigen Natrium-Kalium-Pumpen bedienen sich dieses ausgeklügelten Mechanismus. Beim Einschleusen von Nährstoffen ins wässrige Innere der Zelle verbrauchen sie ATP-Moleküle, die aber sogleich wieder erneuert werden, so dass die mikroskopisch kleinen Motoren immer weiterarbeiten können.

Salz hat viele Eigenschaften

Elektrolyte sind ionenhaltige Lösungen. Sie regeln unseren Wasserhaushalt in einer unvorstellbaren Präzision, die von der Natur im Laufe von Hunderten Millionen Jahren entwickelt wurde. Zu diesen Elektrolyten zählen Säuren, Basen und Salze, die in wässriger Lösung in Ionen zerfallen, also in positiv oder negativ geladene Teilchen. Die positiv geladenen Ionen werden als Kationen bezeichnet, die negativ geladenen als Anionen. Diese elektrisch geladenen Atome oder Moleküle bewegen sich stets zu entgegengesetzt geladenen Teilchen, wie zwei Menschen, die sich lieben und voller Sehnsucht immer wieder zueinander drängen.

Bei gesunden Menschen wird die Wasserbilanz in engen Grenzen immer wieder selbst hergestellt.

Dadurch beginnt beispielsweise Wasser in Zellen oder außerhalb von Zellen zu strömen. Das Wasser kann auf diese Weise Nährstoffe in Zellen oder Abfall aus Zellen nach außen befördern. Unser Stoffwechsel bezieht sein emsiges Leben darüber hinaus grundsätzlich aus der Gegenwart von Kationen und Anionen. Zu Beginn der Entwicklungsgeschichte auf Erden gab es nur anorganische, tote Elemente auf Erden. Nach und nach nahmen Pflanzen diese anorganischen Stoffe über ihr Wurzelwerk auf und ionisierten sie in ihren Zellen. Unser saurer Magensaft kann beispielsweise anorganisches Kalzium oder Eisen ionisieren und damit erst tauglich für unseren Stoffwechsel machen.

Jede Übertreibung ist ungesund

Zu den Elektrolyten zählen Natriumchlorid (unser Kochsalz), Kalium, so genannte Bikarbonate (saure Salze der Kohlensäure), Sulfate (Salze der Schwefelsäure), Magnesium und Kalzium. In naturbelassener, gesunder Kost, wie z. B. in Obst, Rohkost oder Gemüse, finden sich diese Elektrolyte in genau der Zusammensetzung, wie sie dem genetischen Nahrungsbedürfnis unserer Zellen entspricht. Eine solche Kost wird immer die so genannte Homöostase, den natürlichen Elektrolythaushalt in unseren Körperflüssigkeiten, sicherstellen. Wenn wir jedoch von einem solchen Elektrolyt zu viel einnehmen, entgleist diese Ausgewogenheit. Ein Beispiel dafür sind Magnesium- oder Kaliumtabletten, die entsprechende Überkonzentrationen verursachen können.

Schädliches Kochsalz

Vor allem in Fertigmahlzeiten und Knabbergebäck versteckt sich viel Salz, das wir ohne es zu merken essen.

Die weit größere Gefahr kommt aus dem Kochsalz, chemisch NaCl, Natriumchlorid. Sowohl Natrium wie auch Chloride (wenngleich in geringerem Umfang) binden Wasser. Wir essen im Allgemeinen viel zu salzreich, manch einer ist geradezu süchtig nach Salz. Dies hängt auch damit zusammen, dass bestimmte Geschmacksknospen in der Schleimhaut von Gaumen und Zunge auf Salz (und auch auf Zucker) besonders rasch ansprechen. Salz ist – ebenso wie die Glukoseteilchen im Zucker – ein wichtiger lebensspendender Nährstoff.
Zu viel Salz aber erhöht ständig den Natrium- und Chloridgehalt in der extrazellulären Flüssigkeit um die Zellen, dies oft auf dramatische Weise. Das Salz entzieht den Zellen ihr kostbares Lebenselixier. Sie schrumpfen, verdursten – selbst wenn wir noch so viel trinken. So verdurstet ein Schiffbrüchiger, der in seinem schaukelnden Rettungsboot den Durst vergeblich mit salzigem Meerwasser zu löschen versucht.

Zusammenhänge erkennen

Unser Flüssigkeitshaushalt, die Water-Balance, hängt also keineswegs nur davon ab, wie viel wir täglich trinken, sondern auch davon, was wir essen und trinken. Kaffee, schwarzer Tee, Alkohol und süße Getränke sind nicht zum Durstlöschen geeignet.

Durch Flüssigkeitsaufnahme und Flüssigkeitsverlust wird die Wasserbilanz im Körper im Lot gehalten.

Unser Wasserhaushalt und seine Regulation

Feine Mechanismen, die für Ausgeglichenheit sorgen

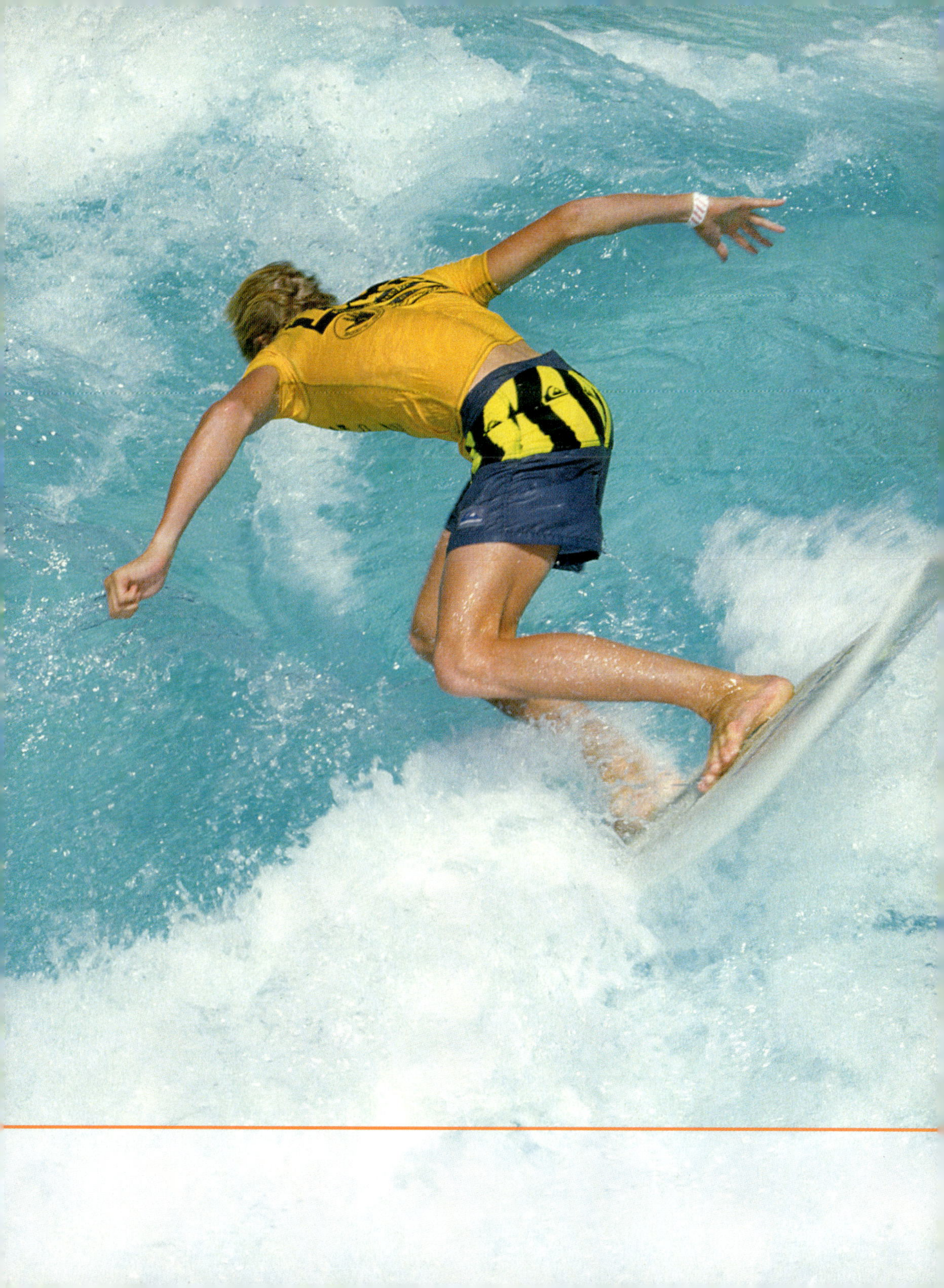

Steuerungsmechanismen des Körpers

Der Wasser- und der Salzgehalt unserer Körperflüssigkeiten unterliegen ständig verschiedenen Einflüssen. Sowohl die Flüssigkeitsaufnahme in Form von Speisen oder Getränken, als auch die Abgabe in Form von Harn, Stuhl, Schweiß oder Atmung haben einen Einfluss auf die Wasserbilanz. Dazu kommt noch das so genannte Oxidationswasser, das naturgemäß durch den Abbau von Nahrung im Körper entsteht. Bei einer gemischten Kost entstehen pro Tag bis zu 300 Milliliter Oxidationswasser im Körper. Bei der Verbrennung von 1 Gramm Kohlenhydraten entstehen 0,6 Milliliter, bei 1 Gramm Eiweiß 0,42 Milliliter und bei 1 Gramm Fett 1,07 Milliliter Wasser.

Bei dem Beispiel in der Illustration wird deutlich, dass die Zufuhr und die Abgabe an Flüssigkeit ausgewogen ist. Diese Frau verliert täglich zwei Liter Körperwasser, genauso viel, wie sie jeden Tag zu sich nimmt. Damit ist ihr Flüssigkeitshaushalt ausgeglichen.

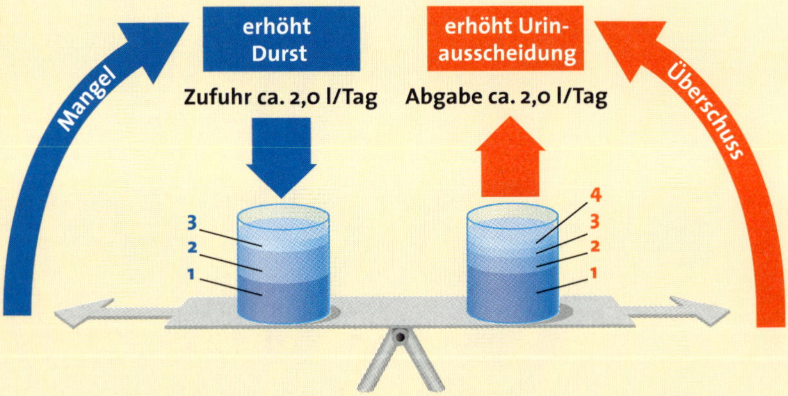

1. 1000 ml als Getränke
2. 750 ml aus wasserhaltigen Nahrungsmitteln
3. 250 ml aus der Energiegewinnung im eigenen Stoffwechsel

1. 1200 ml als Harn über Nieren und Blase
2. 400 ml als Schweiß über die Haut
3. 200 ml über den Stuhl
4. 200 ml als Atmen über die Lunge

Wasserbilanz einer 60 Kilogramm schweren Frau, die rund 2 000 Kilokalorien täglich verbraucht.

Störungen haben gravierende Folgen

Es kommt aber immer wieder zu Situationen, in denen wir in sehr kurzer Zeit enorme Mengen an Körperflüssigkeit verlieren können. Zusätzlich zum normalen Wasserverlust durch das Ausscheiden von Urin über die Nieren, durch die Schweißabsonderung über die Haut und das Ausatmen über die Lunge können Erbrechen, Blutverlust, Fieber oder starkes Schwitzen zu einer schlimmen Störung führen. Vor allem für ältere und für alte Menschen kann dies bedrohlich werden, weil sie meist ohnehin einen weniger hohen Anteil an Körperwasser haben.

Nicht nur Sportler sollten etwas trinken, bevor der Durst sie dazu auffordert. So entsteht kein Mangelzustand im Körper.

Frühwarnsystem des Körpers

Um Gefahren vorzubeugen, hat die Natur ein Warnsystem entwickelt, mit dem sie den Wasserhaushalt reguliert. Durst spielt dabei die Hauptrolle. Wenn der Anteil an Körperflüssigkeiten abnimmt, nimmt auch das Blutvolumen geringfügig ab. Weniger Blut bedeutet, dass sich die festen Blutbestandteile in weniger Blutplasma auflösen, dem gelblich-weißen Wasseranteil des Bluts. Das Blut weist dann auch eine höhere Salzkonzentration auf, es ist zu konzentriert.

Diese oft nur geringfügige Veränderung wird von Osmorezeptoren im Hypothalamus registriert, einer Drüse im Zwischenhirn, die das Durstempfinden aktiviert. Gleichzeitig stimuliert der Hypothalamus die benachbarte kleine Hirnanhangdrüse, ihr Hormon ADH (Anti-Diuretisches Hormon) zu sekretieren. Unsere Mundschleimhaut produziert jetzt auch weniger Speichel, um Wasser zu sparen, und wir bekommen einen trockenen Mund. Auch zahlreiche Rezeptoren im Kreislaufsystem melden nun dem Gehirn, dass dem Körper Flüssigkeit fehlt. Es entsteht eine Alarmsituation, in der das Blut versucht, den Zellen ihr kostbares Wasser zu entziehen. Da droht Gefahr: Zellen trocknen aus, erhalten auch weniger Nährstoffe. Diese Veränderungen signalisieren den Nieren, weniger Wasser über den Harn auszuscheiden und dafür mehr Wasser in den Blutstrom zurückzugeben. Mit diesem feinen Mechanismus beugt die Natur ersten schweren Mangelerscheinungen vor.

Achten Sie auf die Signale in Ihrem Körper. Ein Flüssigkeitsmangel kann an heißen Tagen schwere Folgen haben.

Wenn die Alarmglocken läuten

In unseren rund 70 Billionen Körperzellen finden täglich Trillionen Stoffwechselreaktionen statt, an jeder einzelnen davon ist Wasser beteiligt. So werden beispielsweise Aminosäuren in Zellen eingeschleust und oft innerhalb Sekunden über wassergefüllte Kanälchen in winzige Proteinwerkstätten verfrachtet, wo sie zu Zelleiweißmolekülen zusammengeknüpft werden.

Auch das Einschleusen anderer wichtiger Nährstoffe wie Vitamine, Glukose oder Fettsäuren funktioniert mit Hilfe von Zellwasser, ebenso wie der Abtransport von Schlacken und Zellmüll. Deshalb reagiert der Organismus auf Wassermangel viel dramatischer als auf den Mangel an anderen Nährstoffen. Wenn den Körperzellen Wasser fehlt, senken sie unverzüglich ihren Stoffwechsel, um Zellflüssigkeit zu sparen. Deshalb ist man oft spontan müde, zerfahren, unruhig, schlapp. Mitverantwortlich dafür sind so genannte Stringent Factors, kleine Heinzelmännchenmoleküle, die den Genen in den Zellkernen melden, dass Wasser fehlt. Diese Gene in den Chromosomen, den Erbanlagen, sind die heimlichen Manager unserer Gesundheit. Ebenso wie beim Defizit anderer lebensnotwendiger Nährstoffe, wie Vitamine oder Spurenelemente, drosseln sie auch beim Fehlen von Wasser die Zelltätigkeit. Damit sinkt die Stoffwechselrate der Körperzellen von ursprünglich 100 Prozent auf 90, 80, 70, 65 oder noch tiefer. Die Folge: Gewissermaßen als gütige Schutzmaßnahme macht uns die Natur müde, lustlos, antriebsarm, defensiv im Stressverhalten. Damit will sie vermeiden, dass wir mit ungenügend ausgerüsteten, halb ausgetrockneten, welken oder kranken Körperzellen in Risiken hineingehen oder Herausforderungen annehmen, denen wir derzeit nicht gewachsen sind.

Auswirkung auf unsere Gesundheit

Zu wenig Zellwasser bedeutet stets eine Neigung zu Mattigkeit, mangelnder mentaler oder körperlicher Vitalität. Innerliche Unruhe zählt zu den ersten Warnzeichen. Je weniger Wasser in den Zellen ist, desto müder werden wir, desto mehr zeigen sich weitere Mangelerscheinungen eines gedrosselten Zellstoffwechsels.
Auf Durst allein als Warnsignal dürfen wir dabei nicht setzen. Je älter Menschen werden, desto weniger Durstgefühle entwickeln sie – selbst bei besorgniserregendem Flüssigkeitsmangel in ihrem Körper. Ihnen muss man bewusst helfen und sie immer wieder daran erinnern, dass sie sich wasserreich ernähren sollen.

Wer in trockener Hitze viel schwitzt, kann leicht einen Hitzschlag bekommen. Eine isotone Kochsalzlösung, hergestellt aus 9 Gramm Salz auf 1 Liter Wasser, kann für schnelle Hilfe sorgen.

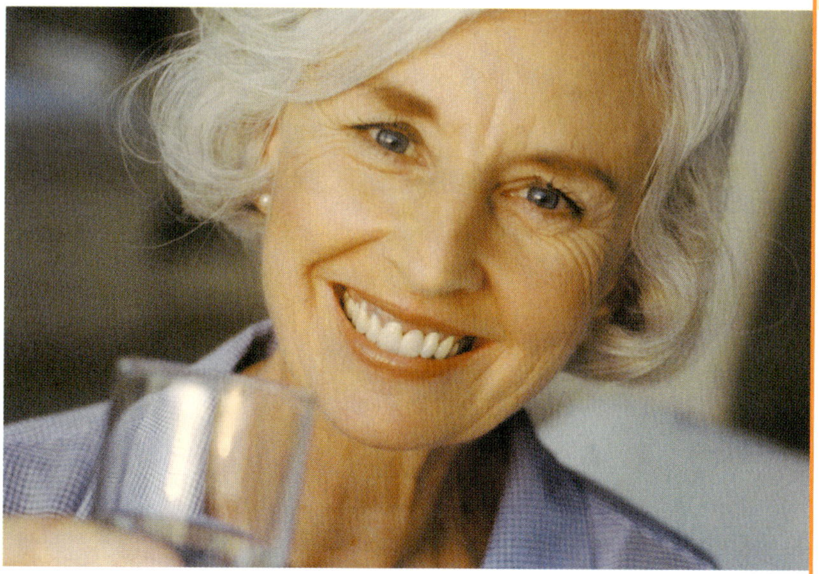

Viele ältere Menschen trinken bewusst weniger, um seltener auf die Toilette gehen zu müssen. Sie gefährden dadurch allerdings ihre Gesundheit!

Was wir tagtäglich essen und trinken,
beeinflusst unsere Wasserbilanz.
Nur wenn diese stimmt,
ist der Mensch gesund.

Fit und gesund mit Wasser und Salz

Die Zusammenhänge erkennen und umsetzen

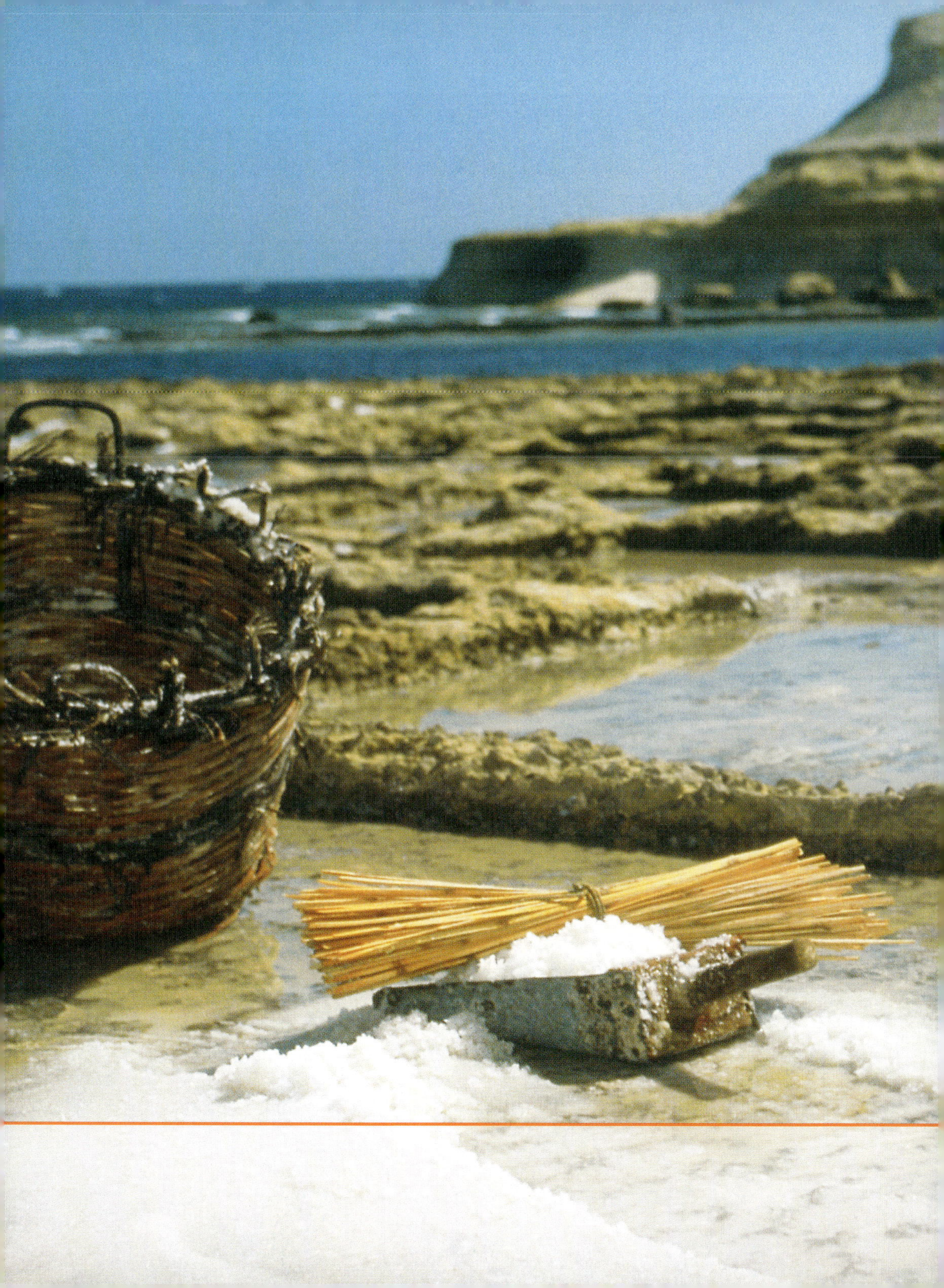

Als Ganzes betrachten

Die Natur hat ihre kleinen und größeren Geschöpfe und auch alle ihre wundervollen Pflanzen stets als etwas Ganzes entwickelt, über viele Jahrmillionen hinweg reifen lassen. Wir Menschen haben es uns dann angewöhnt, uns nicht mehr als Gesamtes zu begreifen, sondern gewissermaßen als Summe vieler einzelner Komponenten. Wenn also ein Zeitgenosse beim Arzt über Herzschmerzen klagt, konzentriert dieser sein Fachwissen vornehmlich auf Untersuchungen an Herzmuskel und Kreislauf. Klagt eine Patientin über bläulice wulstige Krampfadern an ihren Unterschenkeln, behandelt er gezielt die krankhaft geschädigten Venen. Sowohl Herz wie Venen sind aber eingebettet in das Zusammenspiel aller unserer Körperfunktionen. Die uralte traditionelle chinesische oder orientalische Medizin wusste dies immer schon, ebenso wie Medizinmänner bei den Indianern oder Schamanen überall auf der Welt. Deren Wissen war und ist freilich begrenzt – erst die hoch entwickelte moderne Gesundheitsforschung enträtselt nach und nach die Geheimnisse der Natur.

Vor allem in der Bauchregion haben viele Menschen zu viel Wasser. Sie meinen, es wäre Fett, doch es kann auch Wasser sein.

Geben und Nehmen

Zu den Erkenntnissen der Fachleute zählt auch, dass sich in unserem Organismus bestimmte Elemente ergänzen. Damit wir fit und gesund sind, müssen sie untereinander in ausgewogener Balance stehen. Am wohl wichtigsten ist die Ausgeglichenheit von Wasser und Salz. Wir dürfen nicht zu viel, nicht zu wenig Wasser oder Salz im Körper haben. Aber auch andere Stoffe in unserem Organismus bedingen Ausgewogenheit, haben zu diesem Zweck ihre jeweiligen Gegenspieler im Stoffwechsel. Wissenschaftler bezeichnen diese gegenseitigen, reziproken Kräfte oder Wirkstoffe als Agonisten und Antagonisten. In dem folgenden Kasten sind wichtige Beispiele genannt.

Gegenspieler in unserem Körper

Ein Zuviel oder Zuwenig der einen oder anderen Substanz führt zu Beschwerden und Krankheiten.

- **Wasser und Salz**
- **Kupfer und Zink**
- **Kalium und Natrium**
- **Das sympathische vegetative Nervensystem (Stresssystem, wirkt anregend, aktivierend) und das parasympathische Nervensystem (wirkt entspannend, beruhigend)**
- **Das Hirnanhangdrüsenhormon Prolaktin (aktiviert die Milchdrüsenproduktion) und der Nervenreizstoff Dopamin**

Bestes Beispiel für eine ganzheitliche Betrachtung ist die Kneipptherapie. Wasseranwendungen in Verbindung mit Pflanzenheilkunde, eine ausgewogene Vollwertkost, viel Bewegung und eine klare Ordnung der Gedanken sorgen für Lebenskraft.

Auch Lebensmittel als Ganzes betrachten

Viele Menschen haben es sich leider abgewöhnt, natürliche Lebensmittel auch als Summe ihrer Inhaltsstoffe zu sehen und zu bewerten. So stellt für sie ein Apfel einfach nur einen Apfel dar – dabei ist so eine Frucht eigentlich auch Wasser, mit gesundem Fruchtfleisch in eine Schale verpackt. Ebenso kann man auch Milch als Wasser betrachten – vermischt mit vielen Nährstoffen. Da waren uns Heilkundler früherer Zeiten voraus, die naturbelassene Lebensmittel als ein Gefüge gesund erhaltender Inhaltsstoffe erkannten. Heute empfiehlt der Arzt seinen Patienten, täglich zwei oder drei Liter Wasser zu trinken. Früher verordneten die Gelehrten wasserreiches Obst und Gemüse.

Evolutionsgeschichtlich betrachtet

Als vor etlichen hundert Millionen Jahren Pflanzen immer größer wurden, nahmen auch die Tiere an Körpergröße zu. Sie ernährten sich vorwiegend von Pflanzen und passten dementsprechend nicht nur ihre

Fressgewohnheiten, sondern ihren gesamten Stoffwechsel an das Nährstoffangebot an, das ihnen die Pflanzen zur Verfügung stellten. Durch die Aufnahme von Pflanzenkost war auch ihr Bedarf an Wasser nahezu gedeckt. Unsere Vorfahren waren Tiere, vergleichsweise unmittelbare Vorfahren die Schimpansen. Die deckten damals wie heute ihren Hauptbedarf an Wasser mit pflanzlicher Kost, so etwa mit ihrer Lieblingsfrucht, der Banane, die bis zu 80 Prozent oder mehr Wasser enthält. Schimpansen haben es nicht nötig, an einem wasserreichen Ort, z. B. einer Quelle oder einem Bachlauf, zu leben, um sich dort mit riesigen Mengen Wasser zu versorgen.

Nach Feng Shui, der altchinesischen Glücks- und Harmonieweisheit, ist das Wasser die elementare Kraft, die uns körperlich und mental fit hält.

Alles, wie es früher auch war

Seit jener Zeit, als wir Menschen quasi noch Affen waren, hat sich unser genetisches Programm kaum geändert, es deckt sich immer noch zu 98 Prozent mit dem der Schimpansen:

- Unsere Körperzellen sehen immer noch genauso aus wie damals.
- Unser Herz, unser Kreislauf funktioniert auf unveränderte Weise.
- Dasselbe gilt für unsere Verdauung und alle anderen Organe.
- Unsere Zellen produzieren auf dieselbe Weise ihre Energie.
- Unser Wasserbedarf ist unverändert derselbe geblieben.

Die Formel lautet nach wie vor: Verbrauchte und ausgeschiedene Körperflüssigkeiten müssen ersetzt werden.

Ausgleich der Wasserbilanz durch Nahrung und Getränke

Wenn wir Menschen uns physiologisch gesund ernährten, bräuchten wir zur Versorgung mit lebensnotwendiger Flüssigkeit nicht unbedingt einen Wasserhahn oder einen Getränkemarkt um die Ecke, der Mineralwasser feilbietet. Viel Obst und selbst gepresste Frucht- und Gemüsesäfte reichten aus, würden uns auch mit dem »besseren« Wasser versorgen.

Unsere tägliche Kost

Unser Körper ist all den Anforderungen des täglichen Lebens nur gewachsen, wenn seine Wasserbilanz stimmt und er bedarfsgerecht all jene Nährstoffe zugeführt bekommt, die er zur Aufrechterhaltung seiner Leistungsfähigkeit benötigt. Unser Körperwasser stammt aus drei Quellen: dem Wasser aus wasserhaltigen Lebensmitteln, dem Wasser aus Getränken und dem körpereigenen Wasser, das sich beim Abbau von Nährstoffen selbst bildet. Demgegenüber steht die Ausscheidung von Wasser. Der Körper gibt Flüssigkeit in Form von Urin über die Nieren, Schweiß über die Haut, Atem über die Lunge und Ausscheidung über den Stuhl ab (siehe auch Seite 44).

Erhöhter Flüssigkeitsbedarf

Verschiedene Faktoren führen allerdings zu einem erhöhten Flüssigkeitsbedarf:

- Zu viel Salz in der Nahrung
- Zu viel Fleisch
- Zu wenig Obst
- Zu wenig Salate
- Zu wenig Rohkost
- Zu wenig Gemüse
- Zu hohe Kalorienaufnahme
- Zu trockene Räume
- Übergewicht
- Zu ungesunde Kleidung
- Genussmittel und -gifte wie Alkohol, Kaffee und Zigaretten.

Wer Sport treibt oder körperlich bzw. mental sehr aktiv ist, hat selbstverständlich einen auf ganz natürliche Weise physiologisch erhöhten Flüssigkeitsbedarf.

Naturvölker, die keine industriell gefertigten Lebensmittel kennen, haben keine Probleme mit ihrer Wasserbilanz.

Zu viel Salz in unserer Nahrung

Das Mineral Salz besteht zu 39 Prozent aus Natrium und zu 61 Prozent aus Chlorid. Das Natrium ist dabei wichtigster Verbündeter unserer Gesundheit – im Überschuss kann das Mineral aber auch schaden. Und eben dies ist bei vielen unserer Zeitgenossen der Fall. In einem Teelöffel Kochsalz stecken etwa zwei Gramm Natrium. Diese Menge entspricht dem durchschnittlichen täglichen Gesamtbedarf für einen gesunden Erwachsenen. Viele Menschen nehmen jedoch täglich fünf, sieben oder noch mehr Gramm Natrium zu sich.

Fertige Mahlzeiten für die Mikrowelle, Dosengerichte und Tiefkühlspeisen enthalten zum Teil sehr viel Salz.

Wege, die das Natrium durchläuft

Das Natrium in unserer Nahrung wird hauptsächlich im Dünndarm von der Schleimhaut aufgenommen und ans Blut abgegeben. Wir verlieren durch Schwitzen Salz, ein darüber hinaus bestehender Überschuss wird über den Urin ausgeschwemmt. Bei gesunder Ernährung, die salzarm ist, verändert ein Überschuss also lediglich die Zusammensetzung des Urins. Wenn wir aber übertreiben, wird das viele Salz im Körper zum Feind. Der Organismus versucht dann, den Überschuss an Salz durch vermehrte Wasseraufnahme aufzulösen.

Verstecktes Salz

Am wenigsten Gefahr droht uns vom Salzstreuer selbst oder vom Salzfässchen in der Küche beim Kochen. Was so gefährlich für unseren gesunden Wasserhaushalt ist, ist das versteckte Salz in den maschinell gefertigten und verpackten Lebensmitteln. Die Vertriebsstrategen der Lebensmittelindustrie wissen genau: Was süß oder salzig schmeckt, verkauft sich gut. Etwas mehr Salz in den Königsberger Klopsen oder im Nasi Goreng aus der Tiefkühltruhe – und die Nachfrage nach diesem bestimmten Artikel steigt.

Vorsicht, Salz und Natrium in Lebensmitteln!

Folgende Lebensmittel enthalten viel Salz:

- Corned Beef
- Dosengemüse
- Dosengerichte
- Fertigsaucen
- Fertigsuppen
- Fleischsalat
- Geflügelsalat
- Fischsalat
- Gemüse- und Tomatensaft
- Gepökeltes
- Geräuchertes
- Gesalzene Nüsse
- Gesalzene Snacks
- Grillhähnchen
- Hamburger
- Kartoffelchips
- Kartoffelsalat
- Mikrowellenprodukte
- Mixed Pickles
- Pizza
- Pommes frites
- Salzhering
- Salzstangen
- Sauerkraut
- Schinken
- Sojasauce
- Teriyakisauce
- Tiefkühlprodukte
- Wurstwaren

Folgende Zusätze in Lebensmitteln enthalten viel Natrium:

Die Angabe »Salz« in der Zutatenliste verpackter Lebensmittel bedeutet noch lange nicht, dass sich damit der Natriumanteil erschöpft. Das wasserbindende Mineral steckt auch in vielen Zusätzen:

- Mono-Sodium-Glutamat
- Natriumzitrat
- Natriumdiazetat
- Natriumdisulfit
- Natriumglutamat
- Natriumhydrogensulfit
- Natriumnitrat
- Natriumnitrit
- Natriumphosphat
- Natriumsulfit

Viele dieser Salze werden als Geschmacksverstärker oder Konservierungsmittel, als Säureträger im Backpulver, als Stabilisatoren oder als Geliersalze verwendet. Das Verhängnisvolle ist, dass nicht nur salzig schmeckende Nahrungsmittel Natrium enthalten, sondern auch viele süß schmeckende industriell verpackte Lebensmittel, da Salz bei der Entfaltung anderer Geschmacksrichtungen hilfreich wirkt.

Viele industriell hergestellte Produkte enthalten Stoffe, die man kaum vermutet: So liefert Fleischsalat neben Salz auch viel Zucker und in Pudding oder Gebäck findet sich Natrium. Es lohnt sich, die Zutatenliste zu prüfen!

Verhängnisvolle Sucht nach Salzigem

Unser Körper leistet Beachtliches, um die Wasserbalance zu halten. Vom Frühstück bis zum Abendessen oder dem letzten Snack vor dem Fernseher strömt Natrium durch die Darmschleimhaut ins Blut, zur Leber und zu den Körperzellen, wo das Mineral die so fürsorglich und sensibel konstruierte Balance zwischen Zellwasser und Elektrolyten stört, bzw. auch zerstört. Die Geschmacksknospen auf Gaumen und Zunge verlangen nach Salz, das Verlangen wird zur Sucht, die uns zu Opfern der salzigen Gefahr macht.

Aufnahme von Flüssigkeit

Mineralwasser schmeckt von Marke zu Marke unterschiedlich, abhängig von den Mengen der enthaltenen Mineralstoffe.

Die größte Aufnahme von Flüssigkeit erfolgt mit Getränken. Das Angebot ist groß und reicht von Mineralwasser, Fruchtsaft, Limonaden über Kaffee, Tee und Milch bis hin zu alkoholischen Getränken. Kaffee, schwarzer Tee, Alkohol und Süßes sind jedoch für den Ausgleich der Wasserbilanz nicht zu empfehlen.

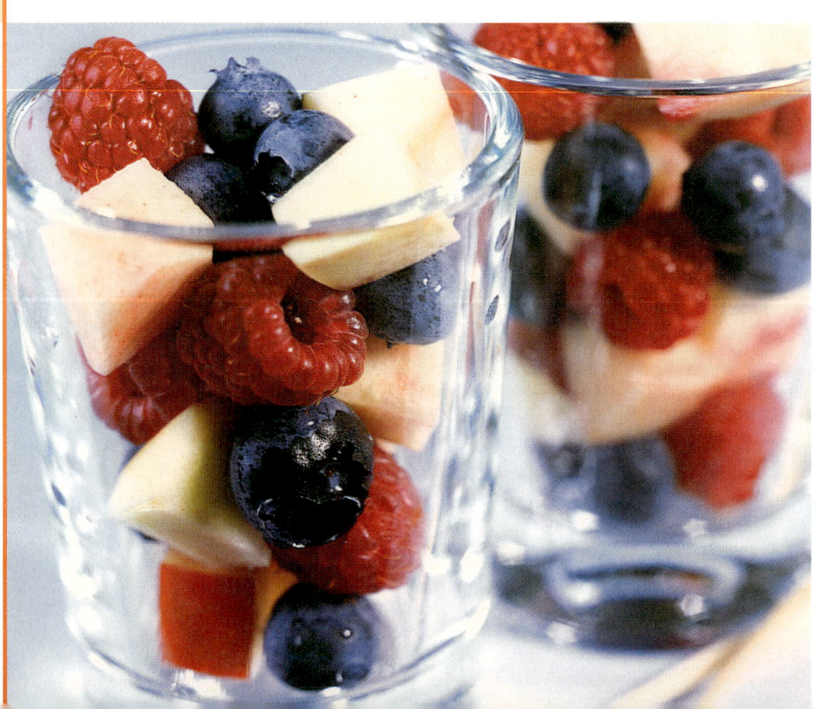

Früchte wie Himbeeren, Äpfel oder Heidelbeeren bestehen zu rund 85 Prozent aus Wasser und können so einen wesentlichen Beitrag zur Flüssigkeitsaufnahme leisten.

Wie viel Flüssigkeit soll man trinken?

Immer wieder liest oder hört man Empfehlungen, wir sollten täglich mindestens zwei bis zweieinhalb oder gar drei Liter Flüssigkeit trinken. Dieses Gebot hat sich so eingebürgert und ist so oft wiederholt worden, dass vor allem viele ältere und alte Menschen geradezu gewaltsam ihre aufgereihten Mineralwasserflaschen leeren. Im Alter, so werden sie wieder und wieder gewarnt, verringern sich Durstempfinden und Speichelproduktion, Zellen trocknen aus – da hilft nur viel trinken. Aber warum haben unsere Vorfahren und Urahnen nicht jeden Tag zwei oder zweieinhalb Liter getrunken? Anthropologen sind überzeugt, dass weder Neandertaler noch die Indianer Nordamerikas einen so hohen Flüssigkeitskonsum hatten. Und unser Genotyp, die Summe aller unserer Erbanlagen, der Gene, hat sich seitdem nicht verändert. Das physiologische Bedürfnis unserer Körperzellen nach Nahrung und Wasser ist seit Urzeiten konstant geblieben. Die richtige Antwort: Wir müssen so viel trinken, dass wir den Flüssigkeitsverlust jeweils ausgleichen. Was der Körper ausscheidet, muss ersetzt werden. Unsere Wasserbilanz muss ausgeglichen sein.

Als Faustregel gilt: Der Urin sollte hellgelb oder gar wasserklar sein, eine dunklere Färbung kann auf Wassermangel hinweisen.

Wasser aus dem Stoffwechsel

Bei der Berechnung unserer Wasserbilanz spielt nicht nur die Aufnahme von Getränken und Lebensmitteln eine Rolle, sondern auch das Wasser, das im Körper als Endprodukt der Nahrung entsteht. Somit wird klar, dass das tägliche Trinken gar nicht unbedingt die Hauptrolle spielt, wenn es darum geht, die Wasserbilanz auszugleichen. Wer viel Obst und Gemüse isst, sorgt schon für ordentliche Quantitäten an Körperwasser. Als Faustregel gilt: Für jede Kalorie, die wir verbrennen, brauchen wir einen Milliliter, also einen Tausendstel Liter Flüssigkeit. Dieses Wasser stammt aber zum Teil aus unserem Organismus, denn er ist ja selbst ein Flüssigkeitslieferant.

Muskeln als Wasserquelle

Je mehr wir unseren Bizeps und andere Muskeln mit Jogging, Aerobic, im Fitnessstudio oder auf dem Mountainbike trainieren, desto mehr wachsen sie. Gut trainierte Muskeln benötigen aber auch reichlich Energiebrennstoff, neben Fettmolekülen auch Glukose, die kleinste Einheit der Kohlenhydrate. Glukose bindet Wasser, und zwar nimmt jedes Glukosemolekül drei Wassermoleküle an. Dies hängt u. a. damit zusammen, dass Wasser oder auch in Wasser gelöste Elektrolyte für den Eintritt von Glukose in Zellen benötigt wird. Sonst könnten ja die winzigen Moleküle gar nicht in die Mitochondrien gelangen, die winzigen Energiebrennkammern der Zelle. Weil Muskeln Glukose speichern und Glukose Wasser bindet, lautet die Formel ganz schlicht: In einem muskulösen Körper steckt mehr Wasser als in einem untrainierten, muskelarmen. Der Körper eines gut trainierten Bodybuilders kann deshalb weit mehr Wasser enthalten als nur die statistisch üblichen 60 Prozent – bis zu 70 Prozent und mehr. Bei regelmäßigem Training kann der Stoffwechsel bis zu einem halben Liter Wasser selbst bilden.

Wenn wir am Badestrand einen muskulösen, gut gebauten Menschen in Bikini oder Badehose sehen, wissen wir, dass sein Körper erhebliche Glukosereserven beherbergt – als sofort verfügbare Energie für den Fall, dass wieder aktiv trainiert wird.

Wie viel soll man trinken?

Zellforscher haben unseren Flüssigkeitsbedarf genau untersucht. Sie empfehlen – allerdings nur dann, wenn sehr salzarm gegessen wird und morgens, mittags und abends und bei den Zwischenmahlzeiten sehr viel Obst, Gemüse, Salat und Rohkost verzehrt wird:

- **Täglich 1 Liter über den Tag verteilt trinken: Mineralwasser oder qualitativ gutes Tafel- bzw. Trinkwasser.**
- **Zwischendurch auftretenden Durst mit kleineren Mengen an Frucht- oder Gemüsesäften, Milch oder Kräutertee löschen.**

Flüssigkeiten, die den Körper austrocknen

Alle stark gesalzenen Getränke binden kostbares Zellwasser. Zu allem Übel verengt das im Kochsalz enthaltene Natrium auch noch die Gefäße und führt zu einem höheren Blutvolumen. Die Folge sind steigender Blutdruck und welke Körperzellen. Kaffee, schwarzer Tee sowie alle alkoholischen Getränke versucht der Körper so schnell wie möglich auszuscheiden. Sie wirken mehr oder weniger stark diuretisch, also Wasser ausschwemmend. Mit einer Reihe harter Cocktails an der Hotel- oder Partybar kann man bis zur zehnfachen Menge an Körperwasser loswerden. Mit Bier oder Wein lässt sich der Flüssigkeitshaushalt im Organismus niemals auffrischen, sondern eher schwächen. Immer wieder gilt die Regel, dass sich unser Organismus genetisch an Verhältnisse angepasst hat, wie sie schon vor Hunderttausenden Jahren Bestand hatten. Und damals gab es nun mal noch keinen hochprozentigen Rotwein, kein Pilsbier oder fruchtig erfrischende Cocktails.

Was wir im Urlaub in Italien als selbstverständlich ansehen, sollte auch im Alltag Bestand haben. Zu jeder Tasse Kaffee oder Espresso wird dort ein Glas Wasser gereicht.

Fleisch beeinflusst die Wasserbilanz

Unser Körper ist ein Wunderwerk – und wählerisch. Was er an Nährstoffen für den Aufbau der Gewebe brauchen kann, verwendet er. Was er nicht benötigt, scheidet er aus.

Auch Fleisch und Wurst sind Wasserräuber

Gegen Fleisch und Wurstwaren hat unser Stoffwechsel im Prinzip nichts einzuwenden. Diese Nahrungsmittel enthalten viele Aminosäuren (Eiweißbausteine) sowie gesättigte Fettsäuren, die Muskelzellen zu Energie verheizen können. Außerdem sind vor allem Vitamine der B-Gruppe sowie Spurenelemente und andere Nährstoffe im Fleisch und daraus hergestellten Lebensmitteln enthalten.

Purine, kritisch betrachtet

Besondere Beachtung gilt dabei den Purinen. Purine sind stickstoffhaltige Substanzen, aus denen sich die Nukleinsäuren in den Chromosomen der Zellkerne zusammensetzen, dem Sitz unserer Gene, der Erbanlagen. Für die Freisetzung der Purine im Darm stellt die Bauchspeicheldrüse sogar spezielle Enzyme bereit, so genannte Nukleasen. Nicht mehr benötigte Purine werden im Körper zu Harnsäure abgebaut.

Wir brauchen die Purine im Essen auch ganz dringend, weil sich die Zellkerne in unseren rund 70 Billionen Körperzellen ständig erneuern, verjüngen oder weil sie repariert werden müssen. Fleisch, Fisch und Geflügel sind relativ arm an Wasser, deshalb reicher an Eiweiß und damit an Purinen. Ein 200 Gramm schweres Rumpsteak ist eine geballte Ladung an Purinen, der unser Verdauungssystem und unser Stoffwechsel gerade noch Herr wird. Wenn aber nun täglich immer wieder erhebliche Mengen von Fleisch und Wurst auf unserem Teller landen, der Tag oft schon mit würzigen Schinkeneiern oder Wurstbrötchen zum Frühstück beginnt, kommt es zu bedrohlichen Anhäufungen von Purinen. Je weniger gesund wir uns ernähren, desto weniger zeigen unsere Zellen Lust, ihre Chromosomen zu erneuern. Es werden weniger Purine benötigt.

Nicht nur Fleisch, auch einige Gemüsearten wie beispielsweise Hülsenfrüchte enthalten viele Purine.

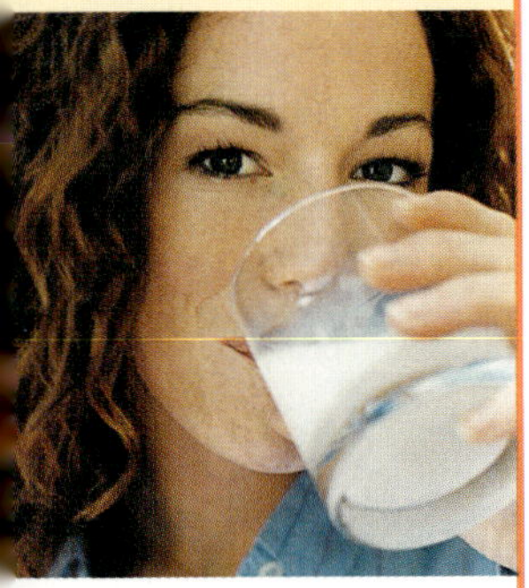

Milch ist frei von Purinen und somit als eiweiß- und kalziumreiches Lebensmittel zu empfehlen.

Die Nieren kümmern sich um die Entsorgung

Der Überschuss muss ausgeschieden werden, und die Nieren übernehmen diese Funktion. Deren zwei Millionen unendlich feine Nephronen, die Filterchen, schaffen es bei kontinuierlichem Überangebot zuweilen aber nicht, das Zuviel an Purinen über den Harn auszuscheiden. Eher drohen sie zu verstopfen, was die Entwicklung von Nierenleiden begünstigt. Jetzt haben alle diejenigen Recht, die raten: viel trinken, bis zu drei Liter täglich. Dann hat der typische Fleischesser die Chance, die schädlichen Purinmassen quasi mit hohem Wasserdruck aus den Nieren in die Blase zu pressen. Das Problem dabei ist allerdings, dass Fleisch und Wurst meist beträchtlich gesalzen sind. Das Natrium im Kochsalz bindet bereits im Körper wieder viel von dem Wasser, das für das Ausscheiden der Purine notwendig wäre.

Unheil ist programmiert

Da kann es rasch zur Katastrophe in Form von Nierenschäden und Bluthochdruck kommen. Außerdem kreisen zu viele Purine bzw. Harnsäure in Form feinster Kristalle weiterhin im Blut. Die Salze der Harnsäure setzen sich gern in den Gelenken fest – die oft äußerst schmerzhafte Gicht ist die Folge.

Je mehr Fleisch wir essen, desto mehr müssen wir trinken – durchaus drei oder noch mehr Liter. Je weniger Fleisch wir konsumieren, dafür aber sehr deutlich mehr Obst und Gemüse, desto weniger müssen wir trinken – da kann ein Liter sogar ausreichend sein.

Gicht gilt als eine Wohlstandskrankheit. In Notzeiten, wo es wenig zu essen gibt, tritt sie sehr selten auf.

Milch ist »Wasser plus«

Ähnlich wie Frucht- und Gemüsesäfte besteht auch Milch hauptsächlich aus Wasser – nämlich zu rund 87 Prozent. Der nährstoffreiche Rest der Trockenmasse teilt sich in Milchzucker (die Laktose), Fett, Milcheiweiß sowie Mineralstoffe und Vitamine auf. Milch ist also nicht nur reich an bioaktiven Substanzen, sondern auch einer der besten Wasserspender für unseren Stoffwechsel und fürs Ankurbeln unseres Zellstoffwechsels. Zudem werden aus Milch zahlreiche Milchprodukte gefertigt, die zu Recht als wasserreiche Lebensmittel bezeichnet werden können. Dazu gehören: Buttermilch, Kefir, Sauermilch – auch Dickmilch genannt –, Molke, Joghurt und viele Frischkäsesorten wie beispielsweise Quark.

Die Wasserwerke sind für die Qualität des Leitungswassers nur bis zu der jeweiligen Wasseruhr in den Häusern verantwortlich. Ob sich das Wasser beim Durchlaufen von alten Leitungen mit Spuren von Blei, Kupfer oder anderen Metallen anreichert, ist eine ganz andere Sache.

Wasser zum Trinken

Wasser zum Trinken ist bei uns zum Glück überall verfügbar. Wir brauchen nur den Wasserhahn aufzudrehen oder in den nächsten Lebensmittelmarkt zu gehen und uns eine Flasche zu kaufen. Dieses kostbare Gut ist in allen Lebenslagen unser treuer Begleiter. Ob wir gesund oder krank sind, sportlich aktiv oder im Sommer bei heißen Temperaturen auf der Autobahn im Stau stehen – Wasser erfrischt und macht uns leistungsfähiger. Doch es gibt durchaus Unterschiede zwischen den verschiedenen Wasserarten.

Wo unser Leitungswasser herkommt

- **Unser normales Trinkwasser, das Leitungswasser aus dem Wasserhahn, wird aus Grund- oder Oberflächenwasser gewonnen, etwa aus Flüssen, Talsperren oder Seen. Danach wird es aufbereitet, damit es frei von Krankheitserregern, möglichst keimfrei, farb- und geruchlos wird. Zu dem Zweck werden Chemikalien zugesetzt, die zu Dutzenden in der Trinkwasseraufbereitungsverordnung als erlaubt aufgelistet sind.**
- **Die Qualität des Wassers ist recht unterschiedlich – von höchster Reinheit bis hin zu belasteten Wassern, die nur unter Schwierigkeiten zu Trinkbarem aufbereitet werden können. Im schlimmsten Fall können von Arsen bis Blei und Quecksilber, von Zink bis hin zu Nitrat, Sulfat oder Cadmium eine Menge Schadstoffe darin vorkommen. Nicht jedes verschmutzte Oberflächenwasser lässt sich mit Hilfe von Chemikalien erfolgreich behandeln.**
- **Zum Glück besteht unser Trinkwasser jedoch insgesamt zu etwa zwei Dritteln aus Grundwasser, das in der Tiefe weitgehend geschützt ist, und nur zu etwa einem Drittel aus Oberflächenwasser, das zwangsläufig Umwelteinflüssen ausgesetzt ist.**

Trinkwasser als Durstlöscher

Unser Wasser aus dem Wasserhahn ist gesetzlich ein Lebensmittel und unterliegt damit konkret festgesetzten Analysewerten. Allerdings ist nicht jedes Leitungswasser qualitativ gleich gut, selbst wenn es hygienisch und chemisch als unbedenklich gekennzeichnet ist.
Das Trinkwasser, das als Grundwasser aus tieferen Schichten gewonnen wird, ist durch den Boden bereits vorgefiltert. Dementsprechend sind weniger Reinigungsmaßnahmen nötig als bei der Gewinnung von Trinkwasser aus dem Oberflächenwasser von Seen, Flüssen, Talsperren usw. Je nach Region sind auch Oberflächenwässer unterschiedlich belastet. Das Wasser ländlicher Gebiete ist meist sauberer als jenes, das aus Talsperren gewonnen wird, die in industrieller Nachbarschaft oder im Nahbereich stark befahrener Autobahnen liegen.

Nur 0,3 Prozent des gesamten Wasservorkommens auf der Erde gelten als potenzielles Trinkwasser. 97 Prozent sind Salzwasser.

Gesetzliche Regelungen

Die Vorschriften der Trinkwasserverordnung sind äußerst streng. Ganz klar: Leitungswasser ist das meistgebrauchte Lebensmittel, selbst wenn lediglich rund drei Prozent davon zum Trinken oder für die Zubereitung von Getränken und Speisen verwendet wird. Der Gesetzgeber achtet besonders darauf, dass mit dem Genuss von Trinkwasser keine Gesundheitsgefährdung verbunden ist, etwa durch Krankheitserreger wie Bakterien, Viren, Pilze oder andere Parasiten. Kein anderes Lebensmittel wird von Gesundheitsämtern so regelmäßig kontrolliert wie unser Leitungswasser. Chlor als Desinfektionszugabe reicht da nicht aus, deshalb ist die Palette der Reinigungs- und Filtrationsverfahren so umfangreich. Gefahren lauern durch Metalle wie Blei oder Kupfer aus Wasserrohren oder Kochtöpfen bzw. -kesseln. Vor allem bei älteren Kupferleitungen in alten Häusern lösen sich unablässig Spuren dieses Metalls, die sich dann im Körper anreichern können, speziell im Gehirn und in der Leber, das wiederum besonders bei

Säuglingen und Kleinkindern. Für unsere Babys ist Trinkwasser aus dem Küchenhahn kein empfehlenswerter Durstlöscher. Durch das ausreichende Abkochen von Leitungswasser werden zwar Bakterien abgetötet, nicht aber Konzentrationen belastender oder giftiger Schwermetalle gesenkt.

Belastung durch Gülledüngung

Auskünfte über die jeweilige Wasserqualität erteilen die entsprechenden Versorger sowie Verbraucherschutzorganisationen.

Ein ungelöstes Wasserproblem stellt nach wie vor die Gülledüngung von Landwirten dar, weil dadurch große Mengen von Nitraten ins Grundwasser gelangen. Diese Salze der Salpetersäure können im Magen-Darm-Trakt von Bakterien in giftiges Nitrit umgewandelt werden. Typisch dafür waren früher die gefürchteten Brunnenvergiftungen. Aus Nitrat sowie aus Nitrit in hohen Konzentrationen können sich im Magen unter dem Einfluss von Magensäure und bestimmter Lebensmittelsubstanzen Krebs erzeugende Nitrosamine bilden. Inzwischen sind Vergiftungen durch Leitungswasser mit hohen Konzentrationen an organischen Nitrationen zum Glück seltener geworden. Trotzdem wirkt die Gülledüngung belastend, oft sind auch pflanzliche Lebensmittel wie Wurzel-, Knollen- oder auch Blattgemüse betroffen.

Belastung durch Medikamente

Ein möglicherweise weit dramatischeres Gesundheitsproblem zeichnet sich jedoch durch die zunehmende Einnahme chemischer Arzneimittel ab. Tausende Tonnen hochgiftiger Wirkstoffe aus Medikamenten und deren Metaboliten (Stoffwechselprodukten) wandern Jahr für Jahr mit dem Urin in die Abwässer. Über die Kläranlagen gelangen sie oft unverändert aggressiv in die Leitungsrohre – und damit letztlich in unser Trinkwasser. Selbst die strengsten Kontrollen sind da machtlos.

Destilliertes Wasser – ja oder nein?

▸ Die Antwort lautet: Nein, destilliertes Wasser ist zum Trinken gänzlich ungeeignet.

▸ Destilliertes Wasser ist Wasserdampf, der wieder eingefangen wird, abkühlt – und so wieder zu Wasser wird. Die Mineralstoffe und Spurenelemente, die sich vorher im Wasser befanden, sind nun weitgehend entfernt. Immer wieder heißt es, gerade dies sei ein Vorteil. Wasser enthalte nun keine schädlichen anorganischen Mineralien mehr, die der Stoffwechsel nicht nutzen kann und die sich (wie etwa ungelöstes Kalzium) in Gelenken ablagern, dabei Kristalle bilden, die Gelenkschäden wie Arthrose begünstigen. Doch der Körper kann dieses elektrolytfreie Wasser schlecht binden. Es wird schnell ausgeschieden und entzieht dem Körper dabei weitere Mineralien.

▸ Destilliertes Wasser schmeckt zudem recht fad – und ist nicht billig.

▸ Weil es mineralstoffarm und deshalb weich ist, lässt es sich aber für andere Zwecke als zum Trinken gut verwenden – so z. B. zum Haarewaschen.

Wasser aus der Flasche

Deutschlandweit kann man aus 650 Mineralwässern und 70 Heilwässern sowie zahlreichen Quell- und Tafelwässern auswählen. Doch durch was unterscheiden sich die einzelnen Wässer?

Mineralwasser

▸ Mineralwasser kann man nicht industriell herstellen. Mineralwasser ist ein reines Naturprodukt, das einst als Regen auf die Erde tropfte und im Boden versickerte. Auf dem Weg durch die verschiedenen Gesteinsschichten des Bodens wurde es gefiltert und gereinigt und nahm dabei Mineralstoffe, Spurenelemente und teilweise auch Koh-

Immer beliebter werden die haushaltsüblichen Geräte, mit denen man Wasser durch den Zusatz von Kohlensäure zum Sprudeln bringt. Doch dieses Leitungswasser mit Kohlensäure versetzt ist kein Mineralwasser.

Natürliches Mineralwasser ist nahezu unbegrenzt haltbar und wird durch Kohlensäure frisch gehalten. Dennoch verlangt der Gesetzgeber die Angabe eines Mindesthaltbarkeitsdatums. Deshalb wird ein Zeitraum von zwei Jahren angegeben.

lensäure auf. In Deutschland gibt es rund 650 verschiedene Mineralwässer. Sie dürfen nur mit dem Signum amtlicher Anerkennung in den Handel kommen. Sie stammen ausnahmslos aus unterirdischen Vorkommen, sind rein und natürlich, reich an Mineralien und Spurenelementen und werden unmittelbar am Quellort meist in die typischen Mineralbrunnenflaschen aus Glas abgefüllt. Mineralwasser ist oft mit natürlicher Kohlensäure angereichert, ein Zusatz an Kohlensäure ist zulässig. Mitunter wird dem Wasser aus optischen und geschmacklichen Gründen Eisen und Schwefel entzogen. Dies ist dann auf dem Etikett ebenso vermerkt wie die Konzentrationswerte der enthaltenen Mineralstoffe.

Tafelwasser

Tafelwasser wird im Vergleich zu Mineralwasser künstlich hergestellt, etwa als Mischung von Wässern unterschiedlicher Herkunft oder indem Leitungswasser mit Mineralien, Sole (salzhaltiges Wasser) oder Meerwasser versetzt wird. Es enthält keine Geschmacksstoffe, dafür aber häufig einen Zusatz von Kohlensäure. Tafelwasser kann an jedem Ort abgefüllt werden, weshalb es weder einen Brunnen- noch Quellnamen tragen darf, um nicht mit Mineralwasser verwechselt werden zu können. Auf dem Etikett dürfen weder der Begriff »natürlich« noch Angaben über die chemische Zusammensetzung stehen.

Quellwasser

Quellwasser stammt vorwiegend aus unterirdischen Wasservorkommen, es muss nicht ursprünglich rein sein und bedarf keiner amtlichen Anerkennung. Es muss allen Kriterien genügen, die für Trinkwasser vorgeschrieben sind, es wird ohne weitere Aufbereitung abgefüllt und verkauft. Auch bei Quellwasser darf nicht der Begriff »natürlich« auf dem Flaschenetikett stehen.

Heilwasser

Heilwasser ist ein natürliches Produkt aus unterirdisch vor Verunreinigungen geschützten Wasserdepots, das direkt an der Quelle abgefüllt wird. Je nach Gesteinsschicht, die es durchlaufen hat, ist die Zusammensetzung unterschiedlich. Es ist ein ausgezeichnetes Wasser, das je nach Inhaltsstoffen vorbeugend, lindernd oder heilend bei unterschiedlichen Beschwerden oder Krankheiten eingesetzt wird. Die Wirksamkeit eines Heilwassers wird durch ein Siegel auf der Flasche amtlich bestätigt.

Wenn Essen und Trinken dasselbe ist

»Was darf's zu trinken sein?« Mit dieser Frage beginnt im Restaurant fast immer die Bewirtung des Gastes. Dass man ein Gericht und zusätzlich ein Getränk bestellt, ist fast schon Gesetz in unseren heimischen Lokalen. Auch daheim sieht es meist nicht anders aus. Der gefüllte Teller kommt auf den Tisch, daneben steht ein Glas mit Cola, Limo, Bier oder Wein. Die Zwangskombination von Essen und Trinken ist eine Unsitte, die sich eigentlich erst so richtig in den vergangenen Jahrzehnten etabliert hat. Ungesund ist es allemal, zur Currywurst mit Pommes und Mayonnaise auch gleich noch einen halben Liter Cola-Mix hinunterzuspülen. Viel vernünftiger wäre es, vor oder nach der Mahlzeit zu trinken – und dann auch nicht zu viel. Schließlich vermengt sich die konsumierte Flüssigkeit im Magen mit dem Nahrungsbrei, was die Zersetzungsarbeit der Verdauungsenzyme im Magensaft nur erschwert. Essen und Trinken kann aber auch dasselbe sein. Wer eine saftige Melonenscheibe, eine Tomate, eine Schale Erdbeeren oder einen Rettich isst, hat gleichzeitig auch getrunken. Der Wasseranteil in so mancher Frucht oder Gemüseart kann schließlich mehr als 90 Prozent ausmachen. Je mehr wir unseren Speiseplan dem Prinzip »essen = trinken« annähern, desto mehr freuen sich

Einige Heilwässer können die Verdauung fördern, andere den Blutdruck normalisieren, die Bildung von Nierensteinen verhindern, einen Mineralstoffmangel vorbeugen oder die Behandlung chronischer Erkrankungen unterstützen.

Das Lebensmittelgesetz schreibt vor, dass Mineralwasser ausschließlich mit Kohlensäure angereichert werden darf. Weitere Zusätze sind verboten.

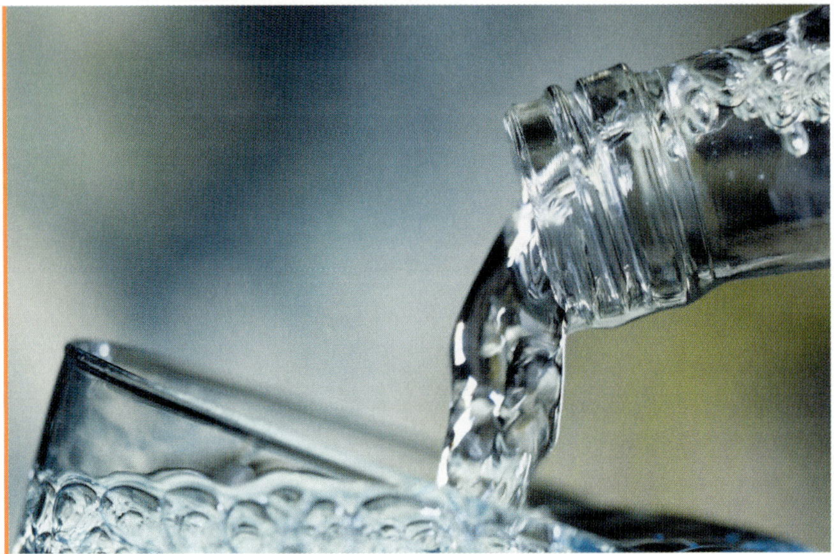

Wer über den Tag verteilt viel wasserreiches Obst und Gemüse isst, empfindet keinen Durst, keinen Hunger und schläft nachts unbelastet von Verdauungsstress.

unsere Zellen, die schon eine halbe Stunde nach einer solchen Mahlzeit mit verjüngendem Zellwasser aufgepäppelt werden. Bei flüssigkeitsreicher Kost muss zum Essen gar kein Glas auf den Tisch kommen. Apfelsaft, Pils, Mineralwasser oder Weinschorle schmecken nach der Mahlzeit ohnehin besser – und sind dann auch viel bekömmlicher.

Pflanzenwasser aus Obst und Gemüse

Wasser aus Quellen, Bächen, Mineralwasserflaschen oder unseren häuslichen Wasserhähnen ist reich an gelösten und anorganischen Mineralien, die in unserem Organismus ionisiert (gelöst) werden. Das Wasser, das Pflanzen über ihr fein verästeltes Wurzelwerk aufsaugen, enthält bereits solche organischen Mineralstoffe wie Kalzium, Boron, Eisen, Schwefel, Zink, Kupfer, Mangan, Silizium, Selen, Chrom und Kobalt.

Auf die Form kommt es an

Mit Hilfe der Sonnenstrahlen synthetisieren Pflanzenzellen aus ihren gewonnenen Rohstoffen organische Substanzen, wie Kohlenhydrate, Fettsäuren, Eiweiß, Vitamine oder organische Mineralstoffe. Jegliche Nahrung, ob fest oder flüssig, die wir aus Pflanzen gewinnen, ist gesund und genetisch an unseren Organismus angepasst. Anorganische Mineralien aber, die lediglich in Wasser aufgelöst sind, können in unserem Körper nur dann stoffwechselaktive Bindungen eingehen, wenn sie organisch gelöst oder ionisiert sind. Typisch dafür sind Kalzium oder Eisen, die erst durch die Säure im Magensaft gelöst und stoffwechselfähig werden. Wenn ein Mensch zu wenig Magensäure produziert, bleibt z. B. Kalzium im Nahrungsbrei anorganisch, also ungelöst wie Kalk, zirkuliert im Blut und setzt sich vielleicht in Form von Kristallen nieder – in Gelenken oder Gefäßwänden.

Die besten Durstlöscher

Wie soll man eine saftige Orange, eine Kiwi, eine Erdbeere bezeichnen? Natürlich als Obst. Aber genau genommen sind diese Früchte doch auch Obstwasser, gespeichert in einem gefäßreichen Zellsystem, umgeben von einer schützenden Schale. So manche Früchte unterscheiden sich bezüglich ihres Flüssigkeitsgehalts kaum von Wasser. Melonen, Weintrauben oder andere Früchte bestehen bis zu 95 Prozent aus Wasser. Ähnlich hohe Gehalte haben Salate und viele Gemüsearten, sei es als Rohkost oder gekocht. Da stellt sich die Frage: Wenn nun ein Mensch Obst, Salat, Rohkost, Gemüse zu seinen Hauptnahrungsmitteln erklärt, täglich zwei Kilo davon verzehrt – muss er dann immer noch zweieinhalb Liter zusätzlich trinken, wie es manche Experten raten? Die Antwort lautet natürlich: nein. Es würde vielleicht reichen, wenn er nur einen halben Liter Wasser trinkt, über den Tag verteilt. Das gesündeste Wasser steckt in Gemüse und Obst.

Der amerikanische Arzt Dr. Norman Walker deckte seine Flüssigkeitsbedarf fast nur mit Frucht- und Gemüsesaft – und wurde dabei 115 Jahre alt!

Wasserreiches Obst und Gemüse

Obst: Ananas, Apfel, alle Beeren, Birne, Grapefruit, Kirsche, Kiwi, Kürbis, Mandarine, Mango, Melone, Mirabelle, Nektarine, Orange, Papaya, Pfirsich, Pflaume, Quitte, Reneklode, Weintraube, Zitrone.

Gemüse: Artischocke, Aubergine, Blumenkohl, Brokkoli, Fenchel, Gurke, Kohl, Kohlrabi, alle Kräuter, Mangold, Möhre, Paprika, Pastinake, Porree, Rhabarber, Rosenkohl, Rote Bete, alle Salatarten, Schwarzwurzel, Sellerie, Spargel, Spinat, Tomate, Zucchini.

Pflanzen saugen mit ihren Wurzeln einen wahren Schatz an Mineralien und Spurenelementen in sich auf und geben diese in optimal gelöster Form an uns Menschen weiter.

Obst und Gemüse als Wasserspender

Wenn wir Menschen uns physiologisch gesund ernähren, brauchen wir zur Versorgung mit lebensnotwendiger Flüssigkeit nicht unbedingt einen Wasserhahn oder einen Getränkemarkt um die Ecke, der Mineralwasser feilbietet. Viel Obst und Gemüse sowie daraus selbst gepresste Säfte reichen aus, um uns mit einer sehr großen Flüssigkeitsmenge zu versorgen. Zudem genießen wir dabei auch noch den Vorteil, uns dank dieses »besseren« Wassers ausreichend mit Vitaminen, Mineralstoffen und Spurenelementen zu versorgen. Wie könnte nun so ein gesunder, wasserreicher Speiseplan aussehen? Folgendes Beispiel soll als Anregung dienen, Obst und Gemüse nach eigenem Geschmack in die tägliche Kost einzubauen.

Wasser kann man essen

- **Zum Frühstück eine Obstschale:** Dazu 1/2 Apfel, 1 Kiwi, 1 Ananasscheibe (aus der Dose) und 1 Mandarine klein schneiden und mit 2 Esslöffel Sahne, 1 Teelöffel Rosinen und 1 Teelöffel Sonnenblumenkernen vermischen. *Wassergehalt:* 300 Milliliter.

▸ **Früher Vormittag:** 1 Banane als Snack gegen den kleinen Hunger.

▸ **Später Vormittag:** Das Fruchtfleisch von 1/2 Avocado zerdrücken, mit etwas Zitronensaft vermischen und mit etwas Pfeffer würzen. Dazu 1 Scheibe Toast. *Wassergehalt für den Vormittag:* 200 Milliliter.

▸ **Mittags:** 250 Gramm Spargel garen und mit gekochten Biokartoffeln in der Schale, etwas Butter und Kräutersalz anrichten. *Wassergehalt:* etwa 330 Milliliter.

▸ **Nachmittags:** 1 Becher Biojoghurt mit geraspelten Möhren und Nusssplittern vermischen. Dazu 1 Brötchen mit Butter.

▸ **Später Nachmittag:** 1 Birne oder 1 Apfel waschen und mit Schale verzehren. *Wassergehalt für den Nachmittag:* etwa 330 Milliliter.

▸ **Abends:** Eine große bunte Rohkostplatte zusammenstellen und je nach Geschmack hübsch garnieren, z. B. mit Käse, Thunfischstückchen,, kaltem Braten, Roastbeef, Forellenfilet, Hähnchenbrust, Garnelen oder Räuchertofuwürfeln. Dazu Toast oder Baguette mit Butter servieren. *Wassergehalt:* etwa 330 Milliliter.

▸ **Vor dem Schlafengehen:** 1 saftige Blutorange schälen und die Fruchtsegmente verzehren. *Wassergehalt:* 100 Milliliter.

Fazit: Mit solch einem Speiseplan nimmt man etwa 1,6 Liter gesündestes Wasser zu sich – ohne hungern zu müssen. Wasser kann man also tatsächlich essen.

Eine solche Ernährung mit pflanzenreicher Kost erfordert nur wenig Flüssigkeit, die man durch Trinken einnimmt – vorausgesetzt natürlich, man verwendet nicht zuviel Salz und man schwitzt nicht zu viel. Je nach Durstempfinden und Umgebungstemperatur sollte dann noch gut ein halber Liter Wasser, Mineralwasser, Frucht- oder Gemüsesaft bzw. Kräutertee aufgenommen werden, um die Wasserbilanz auszugleichen. Den Rest an notwendiger Flüssigkeit steuert das im eigenen Stoffwechsel produzierte Wasser bei (siehe Oxidationswasser Seite 44 und Muskeln als Wasserquelle Seite 58).

Beachten Sie: Ein sehr heller Urin ist ein Indikator für eine ausgeglichene Wasserbilanz.

Obst und Gemüse sind reich an Nährstoffen

In einer Tomate, einer Pflaume, einem Kohlrabi oder einer Brombeere sammelt sich nicht nur enorm viel Wasser, sondern auch ein beachtenswerter Reichtum an Vitaminen, Mineralien, Spurenelementen sowie auch Kohlenhydrate, Eiweiß und Fettsäuren.

Wir Menschen schieben unseren Einkaufswagen durch die Gänge im Supermarkt, nehmen Porree aus dem Angebot, eine Gurke, eine oft so geringschätzig bewertete Rote Bete. Welch kostbares Gut aber da jetzt im Wagengitter liegt, kommt uns kaum in den Sinn. Selbst der bescheidenste verschrumpelte Apfel, die kleinste Zucchini haben in ihrem Stoffwechsel in der Zeit des Reifens Unvorstellbares vollbracht. Denn es ist nur den Pflanzen zu verdanken, dass wir die Sonnenenergie für unseren eigenen Stoffwechsel nutzen können. Nur die Pflanzen können mit ihrem grünen Blattfarbstoff und einem Prozess, der Fotosynthese genannt wird, die Energie der Sonne einfangen und in Nährstoffen speichern.

Eine beliebte Eselsbrücke, um sich die fettlöslichen Vitamine merken zu können, ist der Name einer Handelskette. Die fettlöslichen Vitamine sind demnach die Vitamine E, D, K und A.

Vitamine

Wie ihr lateinischer Name schon sagt, sind Vitamine für Menschen und Tiere lebensnotwendig (Vita = Leben). Es gibt verschiedene dieser Nährstoffmoleküle, die direkt oder indirekt an unseren Stoffwechselreaktionen beteiligt sind. Bis auf Vitamin B12 (in tierischen Lebensmitteln) und Vitamin A (wird aus Karotinoiden synthetisiert) sowie das hormonartige Vitamin D, das in unseren Hautzellen entsteht, werden sie alle von Pflanzenzellen produziert. Darauf dürfen die Pflanzen so richtig stolz sein. Ihr Zellwasser und ihr Fruchtfleisch sind enorm reich an Vitaminen. Bezüglich ihrer Löslichkeit werden Vitamine in zwei Gruppen eingeteilt, je nachdem, ob sie sich in Fett oder in Wasser lösen lassen. Dies ist eine raffinierte Lösung der Natur, denn so ist die Verteilung im Körper geregelt. Fetthaltige Räume in unserem

Körper sind sowohl die Fettzellen als auch die Zellmembranen. Die wasserhaltigen Räume sind das Zellinnere, das Blut und natürlich auch die Räume zwischen den Zellen. Die wasserlöslichen Vitamine bewegen sich also viel ungestörter im Körper und beteiligen sich an Stoffwechselreaktionen, die fast überall stattfinden. Allerdings kann man sich von ihnen keinen Vorrat anlegen, da sie sich nicht speichern lassen (außer Vitamin B 12), man muss sie also kontinuierlich zuführen. Fettlösliche Vitamine sind dagegen auf wenige Organe, Gewebe bzw. Zellbestandteile beschränkt und übernehmen deshalb spezifischere Aufgaben. Damit die fettlöslichen Vitamine im wasserhaltigen Blut transportiert werden können, müssen sie ein spezielles Hüllprotein finden, das sie als eine Art Transportvehikel in ihre Zielorgane bringt.

Zu der Gruppe der B-Vitamine zählen die Vitamine B1, B2, B6, B12, Folsäure, Biotin, Niazin und Pantothensäure.

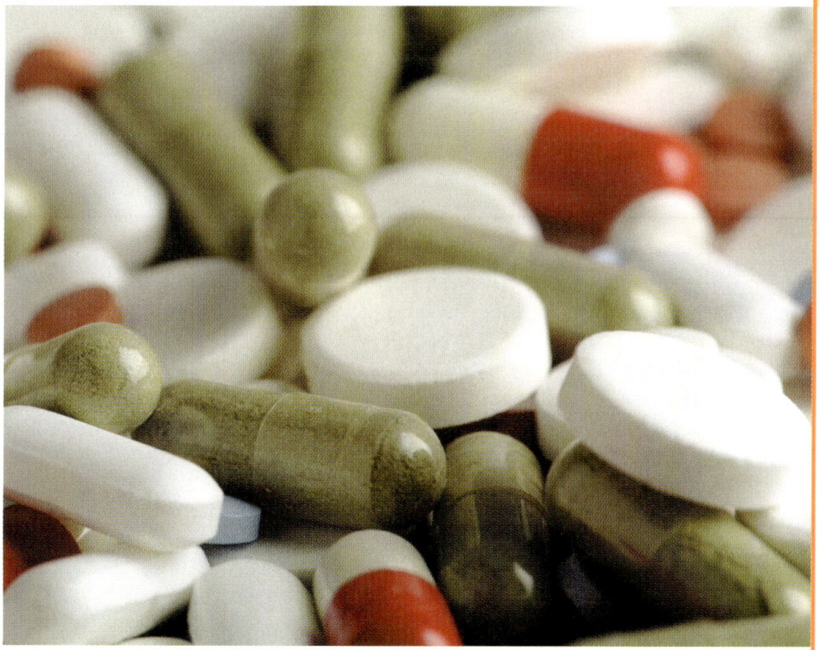

Studien belegen, dass unser Körper Vitamine und Mineralstoffe in isolierter Form, wie z. B. Tabletten, schlechter aufnehmen kann als die Nährstoffe aus Lebensmitteln.

Die fettlöslichen Vitamine A und D regeln das Wachstum der Körperzellen und steuern die Herstellung von Proteinen in den Zellen.

Vitamin A

Rohstoff für dieses schleimhautschützende Vitamin sind die Karotinoide. Das sind Farbstoffe, die Obst und Gemüse ihr wundervoll leuchtendes Gelb, Rot, Grün oder Blau schenken und die schon in der Pflanze selbst Teil des Immunsystems sind. Besonders reich an Karotinoiden sind rote und blaue Beeren, Aprikosen, Kürbis, Melonen, Paprika und dunkelgrünes Blattgemüse.

Vitamin B1 (Thiamin)

Dieses wasserlösliche Vitamin ist wichtig für die Nerven, eine positive Stimmungslage, gute Konzentration, für guten Schlaf und Kreislauf. Ein Mangel kann Kribbeln in Armen und Beinen verursachen. Müdigkeit und Verstopfung sind weitere Warnsymptome. Vitamin B1 ist enthalten in Vollkorn, Naturreis, Kartoffeln (besonders in der Schale), Hülsenfrüchten, Samen, Kernen und Nüssen.

Vitamin B2 (Riboflavin)

Rissige Mundwinkel und gesprungene Lippen sowie eine entzündete Zunge, Hautschuppen und Haarausfall können Anzeichen eines B2-Defizits sein. Außerdem auch Gliederzittern, Beschwerden beim Harnlassen und Juckreiz im Schambereich. Spinat, Mangold, Brokkoli, grüner Salat sowie Hülsenfrüchte sind reich an Vitamin B2.

Niazin (Vitamin B3)

Gemüse- und Obstsäfte sind arm an diesem Vitamin, dafür liefern Hülsenfrüchte und Sojabohnen viel Niazin. Außerdem kann unser Stoffwechsel Niazin aus dem Eiweißbaustein Tryptophan synthetisieren – und der ist eine typische Pflanzenaminosäure. Früchte und Gemüse versorgen uns also stets mit ausreichend Niazin, entweder direkt oder indirekt.

Pantothensäure (Vitamin B5)

Vor allem ältere Menschen leiden unter einem Defizit an diesem Vitamin, insbesondere dann, wenn sie sich vorwiegend von Fastfood und süßen Getränken ernähren. Haarausfall, früh ergrautes Haar, brennende Füße, Taubheit und Krämpfe in Armen und Beinen sowie Sehbeschwerden sind Warnsymptome. Pantothensäure ist weit verbreitet, Gemüse und Hülsenfrüchte enthalten viel von diesem Vitamin.

Biotin

Biotin ist auch als Schönheitsvitamin bekannt, weil es den geschmeidig machenden Schwefel in Haut und Haare trägt. Eine Mahlzeit aus Kartoffeln und Gemüse deckt den Tagesbedarf. Pflanzliche Kost aktiviert auch die Darmflora, Biotin selbst herzustellen.

Biotin fördert die Schönheit von Haut und Haaren. Es ist in Innereien, Eigelb, Haferflocken, Möhren und Erdnüssen enthalten.

Vitamin B6 (Pyridoxin)

Dies ist ein äußerst stoffwechselaktives Molekül, das für alle Eiweißsynthesen in unserem Körper unerlässlich ist. Viele Menschen leiden nur deshalb an Proteinarmut, weil ihnen B6 fehlt. Sie Symptome gehen kreuz und quer durch den Körper: chronische Müdigkeit, Nervosität, depressive Verstimmungen, Haarausfall, Risse in den Mundwinkeln, Kreislaufstörungen, Konzentrationsschwäche, Arthritis, Muskelschwäche. Viel B6 steckt in dunkelgrünem Blattgemüse wie Spinat und Mangold, aber auch in Brokkoli, Avocados und Hülsenfrüchten. Bester B6-Snack sind Bananen.

Folsäure

Ein Mangel an diesem B-Vitamin zählt neben Zinkmangel zu den am meisten verbreiteten Nährstoffdefiziten. Innere Unruhe, Verzagtheit, Müdigkeit, Lustlosigkeit können erste Warnzeichen sein, ebenso Schlafstörungen, Verdauungsstörungen und vorzeitig ergrautes Haar.

Viel Folsäure steckt in Fenchel, in Kohl und Blumenkohl, Endivien- und Kopfsalat, Spargel, Brokkoli und Spinat. Gemüse nicht zu lange kochen, sonst wird das empfindliche Vitamin zerstört.

Vitamin C

Mit dieser trefflichen Immunpowerwaffe panzern Pflanzen ihr sensibles Gefäßsystem, dabei wirken Bioflavonoide mit, Pflanzenschutzstoffe, die auch Vitamin C vor den stets bedrohlichen freien Radikalen schützen. Vitamin C findet sich überall im saftigen Fruchtfleisch sämtlicher Salate sowie Obst- und Gemüsearten, natürlich auch in entsprechenden Säften. Am besten selbst auspressen! Übrigens enthält rote Paprika viel Vitamin C, weit mehr als eine Orange.

Auf langen Seereisen nahmen Seefahrer früher gerne Sauerkraut mit an Bord. Es enthält sowohl Vitamin C als auch Vitamin K.

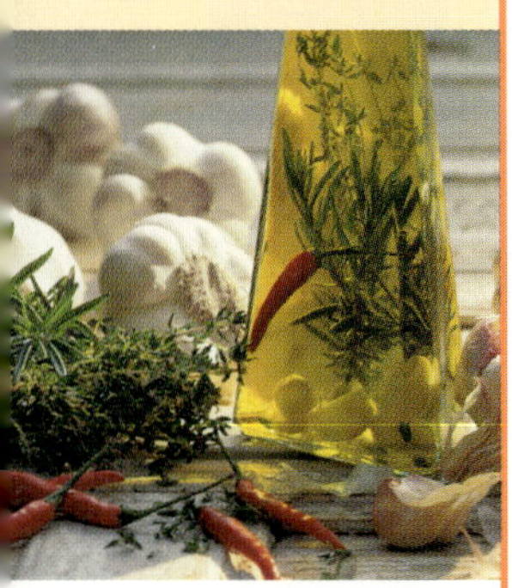

Unter den Vitamin-E-reichen Pflanzenölen liefern Distel- und Weizenkeimöl die größten Mengen an dem wertvollen Vitamin.

Vitamin E

Pflanzen brauchen und produzieren Fettsäuren, um beispielsweise die Schalen ihrer Früchte abzudichten, damit das pralle Zellwasser nicht austritt. Gute Beispiele sind Tomaten, Pflaumen oder Äpfel. Die empfindlichen Fettsäuren müssen ihrerseits gegen freie Radikale geschützt werden, die durch direkte Sonneneinstrahlung entstehen können. Und genau deshalb steckt in Pflanzenfetten und -ölen auch viel Vitamin E, das unseren Kreislauf kräftigt, Entzündungen, Alterserscheinungen und Arteriosklerose vorbeugt. Reich an Vitamin E sind vor allem Pflanzenöle.

Vitamin K

Dieses Molekül hilft beim Knochenbau mit. Hauptaufgabe in unserem Organismus ist aber, für den Blutgerinnungsstoff Prothrombin zu sorgen. Ohne Vitamin K könnten Wunden nicht heilen, und wir würden verbluten. Reich an Vitamin K sind Sauerkraut, alle Kohlsorten, Grüngemüse, Salat, Hülsenfrüchte, Gurken und Tomaten.

Mineralstoffe

Die Mineralien, die insgesamt vier Prozent unserer Körpermasse ausmachen, sind ursprünglich tote Substanzen aus der Erdkruste. Pflanzen saugen ihr Nährwasser aus dem Boden und damit auch die lebensnotwendigen Mineralstoffe. Sie lösen sie gleichzeitig in ihrem eigenen Zellwasser auf – und dies auch gleich noch in dem für uns günstigsten und gesündesten Verhältnis.

Kalzium

Vor allem Kräuter wie Majoran, Basilikum, Salbei oder Dill sind reich an diesem Knochenmineral, aber auch alle Hülsenfrüchte, Kohl, Fenchel, Spinat sowie Feigen. Gemüse nur kurz garen und das Kochwasser nicht wegschütten, denn es ist reich an Mineralstoffen (die als Elemente beim Kochen ja nicht zerstört werden). Ein Prozent unseres Körperkalziums wird für die Nerven benötigt, deshalb ist Gemüsesaft auch das beste »Nervenwasser«.

Phosphor

Ohne Phosphor werden wir schnell müde und nervös, haben keinen Appetit und sind anfällig für Arthritis.

Phosphor ist nach Kalzium das in unserem Körper meistverbreitete Mineral und steckt ebenfalls vorwiegend in den Knochen. Reich an Phosphaten, den für den Stoffwechsel wichtigen Phosphorsalzen, sind Hülsenfrüchte, Vollkornprodukte und Naturreis, die übrigens ebenfalls bis zu 40 Prozent Wasser enthalten. Ohne Phosphor werden Knochen mürbe und die Zähne krank.

Magnesium

Magnesium sammelt sich im Blattgrün der Pflanzen und hilft dort zusammen mit den Sonnenstrahlen, Kohlenstoff aus dem Kohlendioxid der Luft in die Zellen einzubauen – die Voraussetzung für das Pflanzenleben überhaupt. Auch in unserem Organismus ist Magnesium »Baustein des Lebens«, unerlässlich für alle Energieprozesse. Verständlich, dass wir ohne dieses Mineral Muskel- und Herzschwäche bekommen, Kribbeln in Armen und Beinen, Knochen- und Zahnprobleme. Nächtliche Wadenkrämpfe sind ein Zeichen für Magnesiummangel. Außerdem werden wir bei einem Defizit nervös, unruhig oder leiden an depressiven Verstimmungen. Magnesium ist in allen grünen Salat- und Gemüsearten, Hülsenfrüchten, Tomaten, Kartoffeln und Bananen enthalten.

Natrium

Weil wir im Allgemeinen sehr salzreich essen, fehlt es uns auch nicht an diesem Mineral (Natrium ist Bestandteil unseres Kochsalzes). Besser wäre es da schon, wir würden unseren Bedarf an diesem lebensnotwendigen Stoff aus natürlichen Rohstoffen decken, nämlich mit viel Sellerie, Radieschen, Rettich, Kopfsalat bzw. allen grünen Blattgemüsearten wie Mangold, Spinat, Porree oder Brokkoli. Selleriesaft, um nur ein Beispiel zu nennen, enthält Natrium in genau dem optimalen Verhältnis zu Kalium und anderen Mineralien, wie es unserem Stoffwechselbedürfnis entspricht.

Bananen sind eines der besten Magnesiumsnacks für den kleinen Hunger zwischendurch.

Schwefel

Schwefel ist Bestandteil einiger Aminosäuren (Eiweißbausteine), die das Mineral auch in unsere Zellen transportieren. Schwefel ist wichtig für unseren Hormonstoffwechsel und damit für Lebensfreude, Optimismus, gute Nerven und Spaß am Stress. Ohne Schwefel gäbe es kein Vitamin B1, Biotin, Insulin und viele andere wichtige Verbindungen. Außerdem ist Schwefel ein Schönheitsmineral, denn es gibt Haut und Haaren Geschmeidigkeit, einen gesunden Feuchtigkeitsgehalt und Glanz. Darüber hinaus ist Schwefel an vielen Zellfunktionen beteiligt. Reich an Schwefel sind Obst, Gemüse und Salat.

Spurenelemente

Alle Spurenelemente in unserem Körper zusammen genommen passen mengenmäßig auf einen einzigen Teelöffel. Deshalb heißen diese Mineralstoffe auch so – weil sie in unserem Organismus eben nur in teilweise kaum messbaren Spuren vorkommen. 39 verschiedene Spurenelemente stecken in unserem Körper, die meisten von ihnen sind nützlich, ja lebensnotwendig. Andere wieder können sich giftig anreichern, unserer Gesundheit schaden, wie beispielsweise Quecksilber, Blei oder Kadmium. In der Erdkruste sind die für uns lebensnotwendigen Spurenelemente inaktiv, in unserem Körper aber bilden sie zusammen mit Vitaminen leistungsfähige Coenzyme. Organisch in Pflanzenwasser gelöste Spurenelemente sind in unserem Körper am wirkungsvollsten.

Von manchen Spurenelementen weiß man noch nicht, ob sie einen Anteil am faszinierenden Stoffwechselgeschehen in unserem Körper haben.

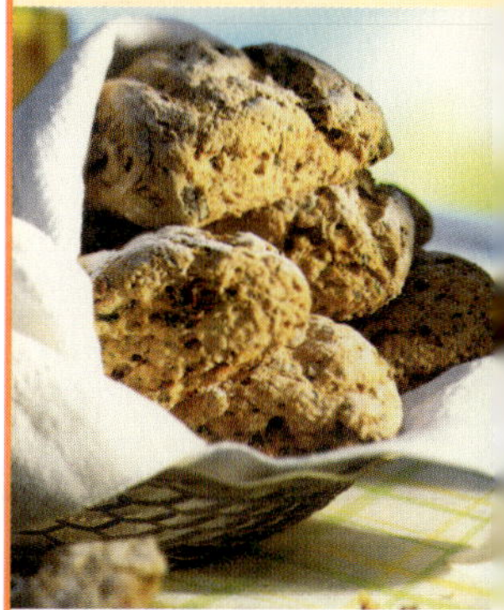

Wer Vollkornbrot und andere Vollkornprodukte isst, braucht sich um seine Versorgung mit B-Vitaminen, Mineralien und Spurenelementen keine Sorgen zu machen.

Eisen

Eisen lässt die Zellen atmen, denn es transportiert den für die Zellenergie notwendigen Sauerstoff übers Blut in die winzigen Energiebrennöfen (Mitochondrien). Ohne Eisen sinkt der Zellstoffwechsel, und wir werden müde, bekommen Haarausfall und brüchige Nägel, Atembeschwerden und Konzentrationsschwäche. Vor allem alle Hülsenfrüchte wie Linsen, Bohnen oder Erbsen sowie Vollkornprodukte, grüner Salat und grünes Blattgemüse sammeln viel Eisen in ihrem Gewebswasser.

Zink

Zink wird genauso wie Eisen von Pflanzenwurzeln aufgesogen und als Geschenk der Natur an uns weitergegeben. Das Spurenelement ist reich enthalten in allen Getreidearten und in Hülsenfrüchten. Zink bastelt unermüdlich an üppig polsterndem Bindegewebe und an der Produktion von Haut und Haaren mit, ist also ein wahres Schönheitsmittel. Außerdem brauchen wir dieses Spurenelement für die körpereigene Synthese fast aller Hormone und stimmungsaufhellenden Nervenstoffen.

Mangan

Dieses Element mischt tüchtig in unserem Eiweiß-, Kohlenhydrat- und Fettstoffwechsel mit, kräftigt Gehirn und Nerven. Ohne Mangan werden Haare schnell grau, und der Spaß an Sex und Liebe lässt nach. Tinnitus, die lästigen Ohrgeräusche, kann ein Warnsymptom für Manganmangel sein. Kartoffeln, Hülsenfrüchte und grünes Blattgemüse sowie Vollkornprodukte sind reich an diesem Spurenelement.

Chrom ist viel in wasserreichem Obst und Gemüse wie Pflaumen, Spargel, Artischocken, aber auch in Naturreis, Vollkornprodukten und Pilzen enthalten.

Chrom

Chrom ist enorm wichtig für die Glukoseversorgung der Zellen, also für unseren Kohlenhydratstoffwechsel. Dies schließt sowohl den Blutzucker als auch die Energienahrung für Nerven und Gehirn ein. Zudem ist Glukose erster und wichtigster Energiespender für alle Muskeln, einschließlich des Herzmuskels. Ein Mangel macht sofort müde, niedergeschlagen, nervenschwach, gereizt, raubt den Schlaf, fördert die Sucht nach glukosereichen Süßigkeiten und süßen Getränken. Chrom liefern Meeresfrüchte, Lammfleisch, Vollkornprodukte, Rosenkohl, Tomaten, Zwiebeln und Nüsse.

Selen

Selen ist das Kernstück des Immunsystems Glutathion-Peroxidase, das alle Körperzellen vor freien Radikalen schützt, die uns altern lassen. Ohne Selen altern Augen, Bindegewebe, Haare, Haut oder Herz rascher. Selendefizite sind weit verbreitet. Viele leiden unter entsprechenden Mangelbeschwerden, ohne die Ursachen zu kennen. Naturreis, Getreide, Pilze, Spargel, Knoblauch und Zwiebeln liefern beachtliche Mengen.

Kupfer

Unser Obst und Gemüse ist reich an Kupfer. Deshalb sollte man nach dem Garen das Gemüsewasser nicht wegschütten, denn leicht gewürzt ist Gemüsewasser ein großartiger, gesunder Durstlöscher. Kupfer ist reich in Tomaten, Pilzen, Kartoffeln, grünem Blattgemüse, Salat und Vollkornprodukten enthalten. Das Element liefert Farbpigmente für eine schön gebräunte kupferfarbene Haut und fürs Haar. Zudem ist es an der Produktion von Glückshormonen beteiligt.

Silizium

Das zur Kohlenstoffgruppe zählende Halbmetall ist nach dem Sauerstoff das am meisten verbreitete Element in der Natur. Wir brauchen es für kräftiges Bindegewebe, für gesund wachsendes Haar und straffe Haut. Schließlich sorgt Silizium schon in Pflanzenzellen für robuste Zellwände. Wir beziehen das für unseren Organismus benötigte Silizium vorwiegend aus pflanzlicher Kost, vor allem aus Knollengemüse und Vollkornprodukten, die übrigens beide sehr wasserreich sind.

Boron

Erst vor wenigen Jahren entdeckten Forscher die Bedeutung dieses Elementes für die menschliche Gesundheit. Es wird von Knochen, Milz und Schilddrüse benötigt. Biologen fanden auch heraus, dass Boron in Pflanzen höchst aktiv ist, nämlich bei der Produktion von pflanzlichen Hormonen; diese können übrigens viel sensibler reagieren als unsere menschlichen Hormone. Heute wissen wir, dass das Element viele Enzyme stimuliert, Kalziumverluste im Urin hemmt und für den Knochenbau wichtig ist. Dies gilt speziell für Frauen nach der Menopause, die von Knochenschwund bedroht sind. Boron ist in Blattgemüse, Hülsenfrüchten, Birnen, Äpfeln und Weintrauben enthalten – vorausgesetzt, die Böden waren boronreich.

Die höchste Konzentration an Boron ist im Trinkwasser und Boden einiger der trockensten Regionen der Erde gefunden worden, etwa in den Wüsten der USA und Chile.

Sich mit Wasser schlank zu essen ist eine Seite. Die andere ist: mit äußerlichen Anwendungen und Aqua-Gymnastik dem Körper beim Abnehmen zu helfen.

Abnehmen mit Wasser

Das Heilmittel der Natur nutzen

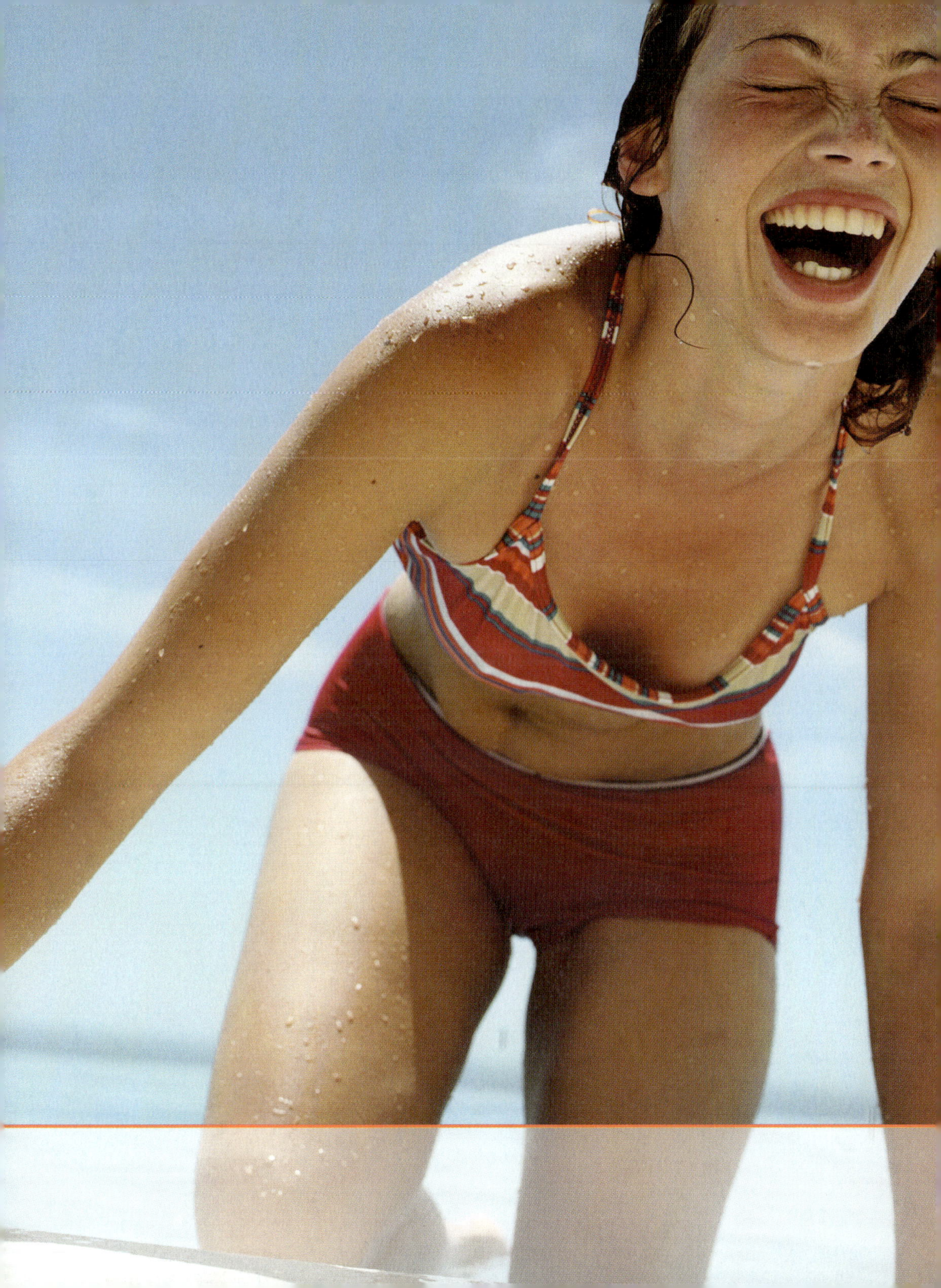

Schlank durch Wasser

Schlank, fit und gesund zu werden und es zu bleiben ist eigentlich ganz leicht. Man braucht nur die Ratschläge aus dem Buch der Natur zu befolgen oder einfach Neugierde zu entwickeln: Wie halten sich Tiere und Pflanzen so wunderschön schlank? Die Antwort ist simpel: indem sie sich wasserreich ernähren. Pflanzen saugen mit ihrem Wurzelgeflecht wasserreiche Nährstofflösungen aus dem Erdreich auf. Sie führen sich nichts zu, was sie »dick« machen und ihr Zellgerüst unnatürlich wachsen lassen würde. Tiere in freier Natur ernähren sich viel wasserreicher als wir Menschen in zivilisierten Regionen. Mit ihrem pflanzlichen Futter nehmen sie außerordentlich viel Flüssigkeit auf. Das blutige Beutefleisch der Raubtiere enthält bis zu 70 Prozent Wasser. Wir ernähren unsere Haustiere hingegen mit trockenem Hundefutter oder salzigen Katzenhappen – und wundern uns, wenn die kleinen Lieblinge immer fetter werden.

Selbst die ungesättigten Fettsäuren, die manche Pflanzen in Schale und Fruchtfleisch produzieren, helfen Tieren und auch uns Menschen beim Schlankwerden oder -bleiben.

Zauberwort Aqua-Slim

Um abzunehmen oder einen schönen schlanken Körper zu behalten, brauchen wir uns lediglich wasserreicher zu ernähren, als die meisten von uns es heutzutage tun, so wie es im Gesundheitsbuch der Natur steht. Dann funktioniert die Lipolyse, die Fettschmelze, schon nach dem vierten Tag von ganz allein. Jeder kann es ausprobieren, es wirkt tatsächlich – bei der einen Person rascher, bei der anderen setzt das Fatburning, das Verbrennen von Fettmolekülen, etwas später ein. Dafür aber ebenso effektiv. Aqua-Slim heißt die verblüffend simple Methode, die auf ganz neuen Erkenntnissen der Zellforscher basiert. Ein Zauberwort, das vielen Übergewichtigen Perspektiven in ein »schlankes« Leben eröffnet.

Die falschen Schlankheitskuren

Wildtiere behalten bis an ihr Lebensende ihr stets gleiches, gesundes Körpergewicht, abgesehen natürlich von trächtigen Muttertieren bzw. von Bären oder Murmeltieren vor ihrem langen Winterschlaf, nachdem sie sich tüchtig Speck angefressen haben.

Vergebliche Versuche

Wir Menschen haben unser Übergewicht auf ungesunde Weise angefuttert. Auf allerlei Weise versuchen wir, unsere ungewünschten Extrapfunde wieder loszuwerden:

- Mit kalorienarmen Diäten
- Mit dem Verzicht auf Nahrungsfette
- Mit Fasten
- Mit selbstquälerischem Schwitzen, beispielsweise beim Freizeitsport im Freien oder in Fitnessstudios
- Sogar mit dem Absaugen von Bauchspeck
- Mit Medikamenten, die die Fettwerte senken sollen.

Außerdem werden uns immer wieder Schlankheitsdiäten angepriesen, die auf der Basis von Ananas, Kartoffeln, Fisch, Äpfeln, Quark oder Trockenbrot funktionieren sollen.

Wir Menschen waren – genetisch gesehen – früher selbst Tiere, und unser Stoffwechsel hat sich im Prinzip nicht verändert. Um abzunehmen, sollten wir auf die Hilfsmittel der Natur zurückgreifen.

Tiere als Beispiel nehmen

Tiere kontrollieren ihr Körpergewicht weitgehend mit dem Wasser in ihrer pflanzlichen oder ihrer Beutenahrung. Dieses Wasser ist zu einem erheblichen Prozentsatz Teil ihrer täglichen Nahrung. Es wirkt sättigend, hilft bei der Verdauung und kurbelt den Zellstoffwechsel an. Nur mit Hilfe von Wasser können Zellen ihre lebensnotwendigen Proteine synthetisieren und Zellenergie produzieren, den fettfressenden Stoffwechsel in Schwung bringen.

Abnehmen mit der richtigen Ernährung für eine ausgeglichene Wasserbilanz

Als Faustregeln gelten:

- Den Anteil wasserreicher Lebensmittel beim Frühstück, den Zwischensnacks, bei Mittag- und Abendessen erhöhen.
- Auf alle stark salzhaltigen Lebensmittel verzichten. Damit scheiden viele dick machende Lebensmittel wie Wurst, Hamburger, Pizza und viele Fertiggerichte von selbst aus unserem Speiseplan aus.
- Süßes und süße Getränke möglichst ganz weglassen.

Praktische Tipps im Einzelnen:

- Zum Frühstück oder wenigstens vor dem Frühstück eine Schale mit klein geschnittenem Obst, ganz egal welcher Art, verzehren. Selbst scheinbar feste Früchte wie Bananen, frische Datteln oder Feigen enthalten bis zu 80 Prozent und mehr Wasser.
- Wer Obst nicht besonders mag, dem hilft ein anderes flüssigkeitsreiches Frühstück beim Schlankwerden: 50 Gramm Schafkäse, 1 Ei, 6 Oliven, Tomaten- und Gurkenscheibchen mit Kräutern, Pfeffer, Paprika oder Kümmel würzen und dazu nach Belieben Toast, Knäckebrot oder Brötchen essen.
- Die Flüssigkeit in einem solchen Frühstück verlässt rasch den Magen, der Reichtum an Biostoffen wird schnell durch die Dünndarmschleimhaut ans Blut und an die Zellen abgegeben. Deshalb bekommt man nach etwa einer Stunde erneut Hunger. Die erste Zwischenmahlzeit des Tages sollte wiederum wasserreicher sein als gewohnt: Kräuterquark statt Hartkäse, Butterbrot mit Tomatenscheibchen statt eines Salamibrötchens oder einfach ein Glas Bananenmilch mit Honig.

- Mittags gehört Gemüse auf den Teller, möglichst nur kurz in wenig Wasser gegart, um keine kostbaren Vitamine zu zerstören. Außerdem: Fisch ist gesünder als Fleisch. Geflügelhaut ist sehr fettreich, eine Cholesterinbombe und macht zudem dick. Gute Beilagen sind beispielsweise Biokartoffeln mit Schale, Wild- bzw. Naturreis, Grünkern, Buchweizen, Hirse, Dinkel und andere Getreidearten.
- Suppen liefern dem Organismus nur dann Wasser, wenn sie nicht zu stark gesalzen sind. Das viele Wasser in einer übersalzenen Hühnersuppe kommt dem Stoffwechsel nicht zugute, sondern landet meist vollständig in der extrazellulären Flüssigkeit, also außerhalb der Zellen, denen es natürlich wiederum fehlt. Es wird von dem Natrium im Kochsalz im Bauchraum festgehalten. Die Folge: schlaffes, hängendes Bauchgewebe, ein Wasserbauch.
- Als wasserreiche Snacks am Nachmittag sind zu empfehlen: Frischkäse mit geraspeltem Apfel, Möhren oder anderen Früchten, Avocado mit Pumpernickel, Lachsbrötchen, Eier im Glas (nicht stark salzen) mit Vollkornbrötchen, Tomaten-Mozzarella-Salat mit Toast, etwas Milch-Vanille-Reis oder ein Butterbrot mit kaltem Braten und Gewürzgurke.
- Wer es wirklich ernst meint mit dem Abnehmen, für den ist eine gemischte Rohkostplatte zum Abendessen das Beste, was es gibt: reich an Wasser, enorm ergiebig an kostbaren Nährstoffen. Sowohl bei der Auswahl von Gemüsen und Früchten wie auch bei der Garnierung darf sich die Phantasie austoben. Dazu gibt es Toast, Baguette, Vollkornbrötchen oder Knäckebrot.
- Spätabends immer noch Appetit? Wie wär's mit einer Banane? Oder einer Hand voll Trockenfrüchten? Sie bestehen immer noch bis zu einem Viertel aus Wasser.

Bei wasserreicher Ernährung und ausreichend Bewegung kann ein gesunder Herzmuskel die Arbeit übernehmen, den Speckbauch verschwinden zu lassen.

Das Fett im Bauch ist oft nur Wasser

Es gibt männliche und weibliche Personen, die kaum Fett zu sich nehmen und trotzdem von ihrem Übergewicht nicht herunterkommen. Typisch dafür sind ein schwabbeliger Bauch sowie Wasseransammlungen im Gewebe. Ursache ist fast immer zu viel Salz im Essen. Die Betroffenen können unter Umständen schnell einen Liter Körperwasser ausschwemmen, wenn sie nur ein paar Tage lang auf Salz verzichten. Die Nährstoffmoleküle im Nahrungsbrei werden durch wassergefüllte Kanälchen aus der Darmschleimhaut ins Blut geschleust. Die bereits erwähnten Natrium-Kalium-Pumpen (siehe Seite 36f.) sorgen für deren Transport durch die winzigen Wasserschleusen. Deshalb sind die Darmwände enorm aufnahmefähig für Natrium und Chlorid, die beiden Bestandteile von Kochsalz, die beide erhebliche Mengen an Wasser binden können. Ein salzreiches Menü aus mehreren Gängen kann bis zu einem Liter Wasser in den Bauchraum ansaugen, wo es als extrazelluläres Wasser das Gewebe außerhalb der Zellen aufschwemmt.

Passiv abspecken mit Nahrungswasser

Mit kalorieensparenden Diäten oder schweißtreibenden Fitnessprogrammen wird man Überpfunde dauerhaft kaum oder nur sehr schwer los. Besser ist ein natürliches Schlankheitsmittel: Wasser. Empfehlenswert ist gutes, einwandfreies Leitungswasser oder Mineralwasser, das zwar mehr kostet, dafür aber gleich bleibend hohe Qualität bietet. Wenn man sich mit einer flüssigkeitsreichen Kost aus viel Obst, Salat, Rohkost und Gemüse ernährt, braucht man das Mineralwasser nicht unbedingt gleich kastenweise heimzutragen. Ein, zwei Flaschen aber sollten in der Küche stets bereitstehen, so dass man sich immer wieder ein kleines Glas einschenken kann. Auch Milch spendet dem Organismus Wasser, ebenso wie viele andere Nahrungsmittel. Selbst unser normales Mischbrot besteht bis zu 35 Prozent aus Wasser. Eine Scheibe davon – reich bestrichen mit körnigem Frischkäse (Wassergehalt: rund 80 Prozent) und mit einer Gewürzgurke belegt –, und schon verfügt unser Stoffwechsel über einen Achtelliter bestes, kerngesundes Zellwasser. Das so häufig wiederholte Gebot, täglich bis zu drei Liter zu trinken, erübrigt sich da von selbst. Wenn den Zellen Wasser fehlt, können sie nur begrenzt Eiweißbausteine und andere Nährstoffe aufnehmen, die für einen fettfressenden Zellstoffwechsel unabdingbar sind. Die Stoffwechselrate sinkt ab, es werden weniger Glukose und Triglyzeride zu Zellenergie verheizt. Pro Tag kommt es in unseren rund 70 Billionen Körperzellen zu Trillionen von Proteinsynthesen – mit Hilfe von Wasser, dies insbesondere in Muskelzellen.

Im Prinzip ist Wasser kein Nahrungsmittel, da es kalorienfrei ist. Dennoch ist es der Stoff, den wir mit unserer Ernährung tagtäglich aufnehmen müssen.

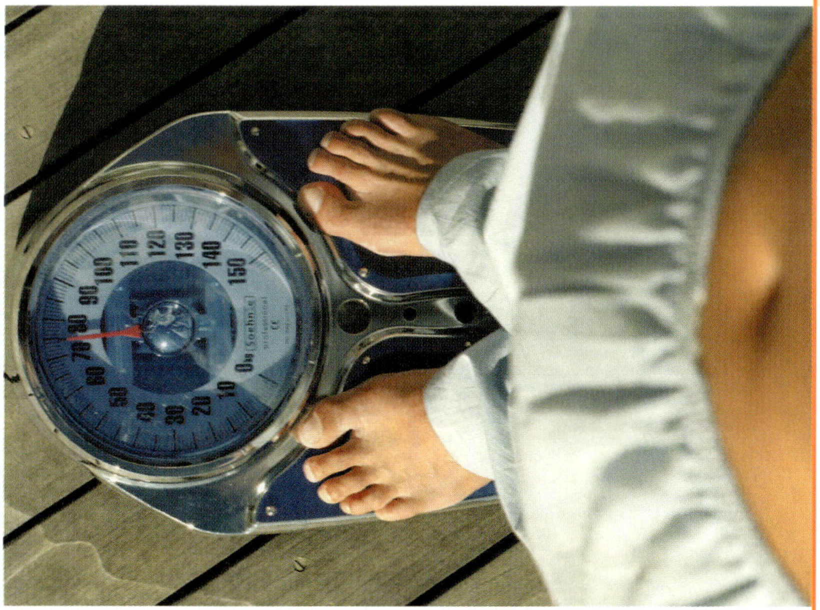

Ein großes Glas Wasser nimmt – allerdings nur für kurze Zeit – den allergrößten Hunger und hilft so beim Abnehmen.

Äußerlich angewandtes Wasser

Manche vertrauen dem Irrglauben, dass man durch Schwitzen – also durch schweißtreibende Aktionen verschiedenster Art – schlank wird. Was über die Haut ausgeschwitzt wird, ist jedoch kein Fett, sondern elektrolythaltiges Wasser, angereichert mit weiteren Nährstoffen.

Kalte Duschen machen schlank

Lipolytisch – fettabbauend – wirkt hingegen Kälte. Hilfreich sind das Kaltduschen oder der Kaltwassergang bei der Sauna. Da der Körper durch Heißluft zuvor erhitzt wurde, führt der Kältestoß von außen dazu, dass der Organismus vermehrt Hitze produziert – als Abwehr gegen die eindringende Kälte. Dadurch wird der Zellstoffwechsel spontan angekurbelt, die Thermogenese steigt, die Zellen verheizen erst mehr Glukose, dann auch Fett zu Energiebrennstoff. Wer anschließend auf die Waage steigt, stellt womöglich fest, dass er an Körpergewicht abgebaut hat. Natürlich hat der Saunagänger nur Wasser ausgeschwitzt, doch noch Stunden und selbst Tage danach verheizt der »Energieofen« in seinem Innern mehr Triglyzeride zu Körperenergie. Die Fettschmelze setzt ein.

Das morgendliche Duschen kann man mit einem kalten Guss abschließen.

Warum Tiere schlank bleiben

Bedeutende natürliche Schlankmacher sind Nässe und Kälte. Nachts, bei Frost, Nebel, Regen oder Schnee potenzieren sich in den Zellen der Wildtiere die Mitochondrien (Energiebrennkammern, siehe Seite 28), um Glukose und Fettmoleküle zu Wärmeenergie zu verbrennen. Je frostiger es wird, desto mehr solcher bakteriengroßen Heizöfen bilden sich in den Zellen und desto größer und leistungsfähiger werden diese. Auf diese Weise bleiben Vögel, Füchse, Rehe oder auch andere Tiere selbst bei extrem niedrigen Temperaturen lebensfähig.

Abnehmen mit kalten Duschen und Güssen

- Frieren über einen längeren Zeitraum (beispielsweise bei Spaziergängen oder einem Aufenthalt in kalter Luft) wirkt fettfreisetzend. Der Körper produziert mehr Energie aus Fett, um Wärme gegen die eindringende Kälte zu gewinnen.
- Den gleichen Effekt erzielt man mit kalten Güssen oder Duschen. Je erheblicher der Temperaturunterschied ist, desto mehr wird die Thermogenese (die körpereigene Wärmeproduktion) angekurbelt.
- Deshalb regen Heiß-Kalt-Wechselduschen oder -güsse die Fettverbrennung an. Gleichzeitig wirken sie vitalisierend, weil durch das Auftreffen des kalten Wassers auf die Haut Gefäße verengt und das so genannte adrenerge System im Körper aktiviert wird: Puls, Herztätigkeit, Kreislauf und Hirntätigkeit kommen in Schwung.
- Teilduschen oder kalte Güsse aus dem Schlauch auf einzelne Körperpartien wie Oberkörper oder Beine haben nicht denselben Effekt, als wenn man einfach tapfer unter die kalte Dusche steigt.
- Am besten sollte man so lange ausharren, bis man die Kälte nicht mehr als quälend oder unangenehm empfindet. Dies kann eine halbe Minute oder länger dauern.
- Je mehr der Körper vorher aufgeheizt war (beispielsweise durch Sonnenbestrahlung, Sonnenbank, Sauna, Dampf- oder heißes Vollbad) und je kälter der Dusch- oder Gussstrahl des Wassers ist, desto stärker ist die lipolytische, also fettauflösende Wirkung.
- Ideal sind einmal oder zweimal täglich Einfach- oder Mehrfachwechselduschen zwischen sehr heißem und möglichst kaltem Wasser. Eine gesunde Alltagskost mit viel Obst, Salat, Rohkost, Gemüse sowie aktive Bewegung stimulieren die Schlankheitsprozesse zusätzlich.

Thermogenese bezeichnet die Bildung von Wärmeenergie im Stoffwechsel. Die produzierte Wärme wird über die Haut abgegeben.

Extrapfunde im Wasser lassen

Wie funktionieren Fettzellen? Wie bekommt man das Fett aus ihnen heraus? Auf Fragen wie diese gibt es seit Beginn des neuen Jahrtausends ganz neue Antworten. Eine der wichtigsten: Abnehmen im Wasser ist leichter, macht mehr Spaß und funktioniert schneller als das oft mühsame Abspecken mit schweißtreibenden Sport- oder Fitnessprogrammen an Land.

Aqua-Slim

Die Aqua-Slim-Formel lautet: wasserreich essen – im Wasser trainieren.

Aqua-Slim – so lautet die neue Fettschmelzmethode aus Kalifornien, einem Land, in dem jung, schön und schlank sein quasi Voraussetzung für Konkurrenzfähigkeit ist, im Beruf und bei der Partnersuche. Der Auftrieb im Beckenwasser schont Gelenke und erleichtert Übungen. Was entscheidend ist: Jede Muskelbewegung zählt im Wasser doppelt. Ein Beispiel: Man steht im warmen Wasser des Beckens, hebt das Bein in schneller Aufwärtsbewegung gegen den Widerstand der Wasserkräfte – da wird der Quadrizeps, der große Oberschenkelmuskel, ganz schön beansprucht. Beim raschen Absenken des Beins geschieht das Gleiche: Wieder ist Muskelkraft nötig, um das Bein gegen den Widerstand des Wassers auf den Boden zu bringen. Deshalb funktioniert jegliches Aqua-Training leichter, schneller und doppelt so erfolgreich wie auf dem Trockenen – effektiver als Joggen im Stadtpark, Strampeln auf dem harten Mountainbikesattel oder bei stundenlangem Tennisspielen. Zwanzig Minuten Trainingsspaß im Wasser entsprechen oft einer Stunde quälender Anstrengung im Freien. Beliebte Modehits zum schnellen Fatburning sind Aqua-Übungen, wie z. B. Kniebeugen im Wasser. Gut sind auch so genannte Plyometrics, bzw. plyometrische Übungen, bei denen man sich mit großer Kraft vom Beckenboden abschnellt.

Viele Namen für Wassergymnastik

Die neuen, von US-Sporttoptrainern entwickelten Wasserübungen können bis zu zwanzig Mal schneller und effektiver Muskeln auf- und Fett abbauen als viele Wassertrainingsprogramme an unseren Thermal- oder Rehabädern. Dabei sind sie noch viel müheloser zu bewältigen als das teilweise mühsame Training an chromglitzernden Hightechmaschinen in Gyms und Fitnessstudios. Ob diese Übungen nun unter dem Namen Aqua-Slim, Aqua-Aerobics oder Aqua-Gymnastik laufen, ist letztendlich unerheblich. Wichtig ist, dass sie Spaß machen, das Wohlbefinden steigern und das Fett zum Schmelzen bringen. Diese Art von Fitnessangeboten wird immer beliebter. Ausdauer und Kraft werden trainiert, ohne Sehnen, Muskeln oder Gelenke zu strapazieren. Zudem schult man dabei seine Koordination.

Bei Fatburning mit Musik warnen Aqua-Trainer: Lautstärke nicht zu stark hochdrehen – sonst schwindet mit dem Fett an Hüften und Oberschenkeln auch noch gleich ein Teil des Hörvermögens.

Fatburning mit Musik

- **Mit rhythmischen Sounds aus dem Kopfhörer funktioniert das Schlankwerden leichter. Fachgeschäfte bieten wasserdichte Disk- und Walkmen für den Gebrauch in Bädern an.**
- **Durch Musik werden euphorisierende Stresshormone wie z. B. Noradrenalin aktiviert, die den Gesamtstoffwechsel zusätzlich zum Aqua-Training stimulieren, somit eine höhere Fettverbrennung in Gang setzen.**
- **Wer sich mit fetzigen Lieblingshits, Rocks oder Oldies im Ohr durchs Wasserbecken bewegt, steigert die Verbrennungsrate in Muskelzellen bis zum Zwanzigfachen. Erst werden noch die Reserven an Blutzucker zu Energie verheizt, danach greift der Stoffwechsel allmählich die Reserven in den Speckdepots an Bauch und Po an.**
- **Vor allem die Mind-Body-Fitnessklassiker wie Tai Chi, Yoga, Pilates oder Shiatsu funktionieren mit Hilfe von CDs und Kassetten noch effektiver.**

Haut, Bindegewebe, Muskeln, Gelenke
und Organe brauchen Wasser
von außen und von innen.

Schönheit und Fitness

Die Kraft des Wassers für unser Wohlbefinden nutzen

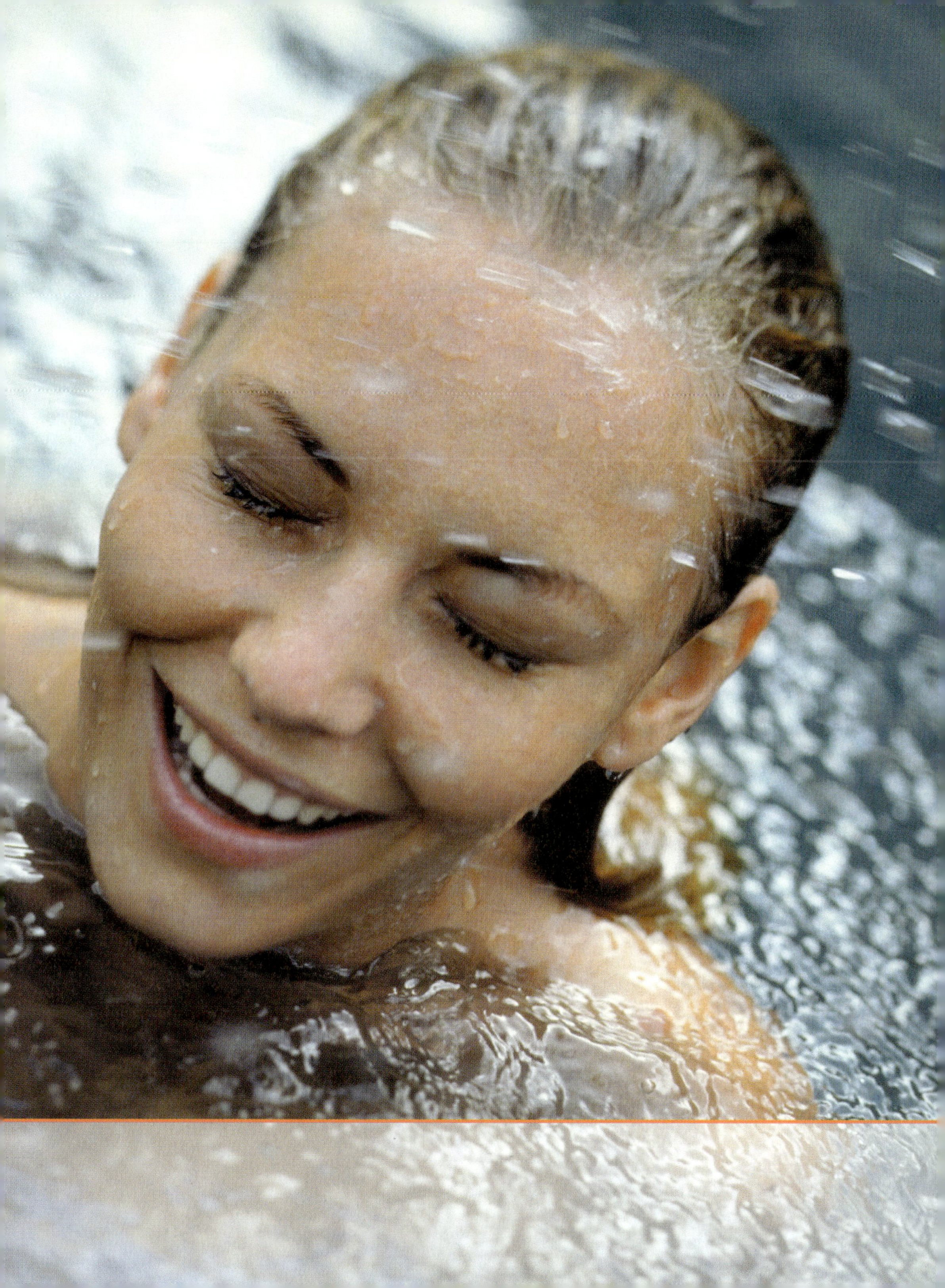

Babys habe eine so wunderbar weiche, geschmeidige Haut, da sie zu gut 75 Prozent aus Wasser bestehen. Wenn Erwachsene mit ihrer Haut unzufrieden sind, sollten sie einfach für mehr Wasser in ihrem ausgedörrten Bindegewebe sorgen.

Wasser macht schön

Unser Wohlbefinden hängt stark von unserem Aussehen ab. Eine glatte Haut, ein üppiges Bindegewebe und ein flacher Bauch sind nur einige Merkmale, die wir im Spiegel gerne sehen. Wasser ist der Schlüssel für alle Fragen rund um die Schönheit.

Tiere und Pflanzen als Vorbild

Das Urelement Wasser verleiht allen Pflanzen auf Erden ihre üppige Konstitution und ihren Liebreiz – und dies seit Milliarden Jahren. Unsere Vorstellung von »etwas Schönem« ist genetisch seit urdenklichen Zeiten von Pflanzen oder Lebewesen geprägt, die einen optimalen Flüssigkeitsanteil haben. Deshalb strebten Tiere und Menschen immer schon Lebensbereichen zu, die grün waren, also von Pflanzen bewachsen, die ihre Lebenskraft dem Wasser verdanken. Gleichzeitig betrachten wir alle Pflanzen oder Lebewesen, denen Wasser fehlt, als weniger schön: welke Blätter, eine faltige Gesichtshaut, eine verblühte Blume, eine halb vertrocknete Schnecke auf dem Asphalt. Bei Menschen entspricht dies einem schlaffen Bauch-, Hals- oder Brustgewebe.

Wasser mit Verstand aufnehmen

Immer ist Wasser das Element, das Schönheit und Anmut verleiht. Und oft kann Wasser verjüngend wirken, verschönen, die biologische Altersuhr um Jahre zurückdrehen. Dabei geht es nicht immer nur darum, mehr Körperwasser in unseren Organismus zu pumpen. Flüssigkeiten müssen in unserem Körper optimal verteilt sein, so z. B. raus aus dem Wasserbauch, aus Ödemen, aus Schwellungen an Händen oder unter den Augen – und zurück ins Bindegewebe, wo diese Heilquelle der Natur am raschesten polsternd und verjüngend wirkt. Literweise Wasser oder Mineralwasser in sich hineinzuschütten, im Verlangen etwa, der Haut üppige Spannkraft zurückzugeben, ist oft die genau falsche Methode.

Zu viel trinken auf einmal kann schaden

Viel Flüssigkeit – ja! Aber wir sollten sie möglichst mit dem Verzehr naturbelassener Lebensmittel aufnehmen. Wenn schnell viel Wasser getrunken wird, kommt es innerhalb weniger Minuten zu einer stark erhöhten Urinproduktion. Der Körper ist alarmiert, will das überschüssige Wasser möglichst schnell wieder loswerden, damit wichtige Elektrolyt- und Nährstoffkonzentrationen in der extrazellulären Flüssigkeit (also außerhalb der Zellen) aufrechterhalten bleiben. Nach etwa zwei Stunden ist so viel Wasser über den Harn ausgeschieden worden, dass die ursprüngliche Homöostase, die natürliche Elektrolytbalance, wiederhergestellt ist.

Lieber über den Tag verteilt Flüssigkeit in Form von Obst und Gemüse aufnehmen, als Wasser in großen Mengen auf einmal trinken.

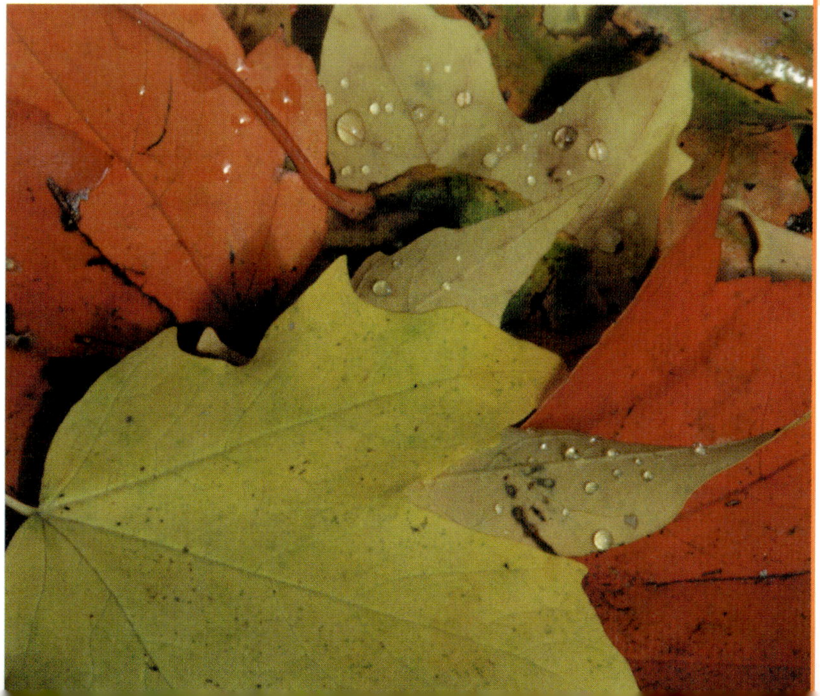

Pflanzen ist es sofort anzusehen, wenn sie zu wenig Wasser bekommen – welke und verfärbte Blätter sind ein untrügliches Zeichen.

Wasser aus pflanzlichen Lebensmitteln

Anders verhält es sich, wenn die aufgenommene Flüssigkeit isotonisch ist, d. h. in ihrer Zusammensetzung dem körpereigenen Zellwasser entspricht. Dies ist der Fall, wenn wir etwa eine Birne, Melonenscheiben oder Tomaten-Zucchini-Gemüse mit Kartoffeln essen. Das darin enthaltene, mit organischen Substanzen angereicherte Wasser wird nicht ausgeschwemmt, sondern in die Zellen transportiert.

Colagetränke enthalten hohe Phosphatgehalte. Wer seinen Flüssigkeitsbedarf damit deckt, läuft vermehrt Gefahr, dass Kalzium (der Gegenspieler von Phosphat) aus den Knochen ausgeschwemmt bzw. nicht eingelagert wird.

Keine süßen Limonaden, Koffein und Alkohol

Durst nicht etwa durch Limo oder Cola, Kaffee oder Bier stillen. Diese Flüssigkeiten gelten für den Organismus eher als gesundheitsschädlich und nicht als lebensnotwendige Wasserlieferanten.

Geschmeidige Haut, straffes Bindegewebe

Unsere Haut besteht aus drei Schichten: der äußeren, nur 0,1 Millimeter starken Epidermis oder Oberhaut, der darunter liegenden bindegewebs- und wasserreichen Dermis, die bis zu 3,5 Millimeter dick sein kann, und einer Unterschicht aus Fett und Bindegewebe, die – wenn sie gesund und gut genährt ist – ebenfalls viel Wasser speichert. Mit rund zwei Quadratmetern Gesamtfläche ist die Haut unser größtes Organ, sie macht etwa 15 Prozent unseres Gesamtgewichts aus. Täglich dünstet sie bis zu zwei Liter Flüssigkeit oder, z. B. bei Hitze oder beim Schwitzen, noch wesentlich mehr aus. Eine daumennagelgroße Fläche Gesichtshaut enthält einen Meter Blutgefäße, rund 100 Schweiß-, 15 Öl- und 50 Haarbalgdrüsen, außerdem mehrere Meter Nervenbahnen, Tausende Pigmentzellen (die für eine schöne Sonnenbräune wichtig sind), eineinhalb Meter Lymphgefäße und rund 25 Nervenenden für den Tast- und Schmerzsinn. Damit die Oberhaut schön glatt und jung ist, muss sie von innen versorgt werden. Eine Sonderrolle spielt dabei das schützende Fettgewebe, aber auch wasserpralle Kollagenzellen, die Wasser binden und polsternd gegen Stöße schützen. Verantwortlich dafür sind so genannte Glykosaminoglykane, die auf faszinierende Weise Wasser wie ein Schwamm aufsaugen und auch speichern können.

Das Bindegewebe

Das Bindegewebe ist eine Art Grundgewebe, das vielfältige Aufgaben erfüllt. Allgemein setzt sich Bindegewebe aus Bindegewebszellen und einer Matrix zusammen, welche sich wiederum in Fasern und eine Grundsubstanz einteilen lässt. Die drei wichtigsten Fasertypen sind: kollagene Fasern, elastische Fasern und retikuläre Fasern. Die Grundsubstanz, das Bindegewebe, ist ein potenter Wasserspeicher. Ein solches festes Fasergerüst aus Eiweiß kann beträchtliche Mengen an Wasser aufnehmen, das unsere Gewebe ebenso polstert und schützt wie Gefäße, Organe oder Knorpel. Wenn das Bindegewebe der Haut üppig und wasserreich ist, bilden sich kaum Runzeln oder Falten. Es ist dann so vollgesogen mit elektrolythaltiger Flüssigkeit, dass man es wie einen Schwamm auspressen könnte.

Bei einer salzreichen Ernährung kommt es zur Ansammlung von Wasser im Gewebe.

Kollagen, die wichtigste Faserart in unserem Körper

In unserem Körper gibt es zehn verschiedene Kollagentypen, fünf davon finden sich in der Haut. Kollagen wird in den Fibroblasten (Bindegewebszellen) vorwiegend aus den Eiweißbausteinen Glyzin und Prolin hergestellt. Als Grundsubstanz dienen winzige Wassertanks, die von Wissenschaftlern als Glykosaminoglykane bezeichnet werden. Sie sind ein Wunderwerk der Natur, denn auf unnachahmliche Weise können sie Wasser speichern, die Haut jung, schön und geschmeidig machen. Unterm Mikroskop lassen sich die Glykosaminoglykane gut studieren, sie sehen aus wie ein Badeschwamm. Ihr Wasser beziehen sie aus der extrazellulären Flüssigkeit zwischen dem Blutplasma und den Zellen.

Unser durstiges Bindegewebe

Unsere Bindegewebszellen werden durch Stress und Fehlernährung geschädigt. Wenn ihnen Wasser fehlt, kann nachts nur bedingt neues, jugendliches Kollagen synthetisiert werden, denn Kollagen erneuert sich stets nur im Ruhezustand. Bindegewebe ist aber auch Reservedepot für den Stickstoff in Aminosäuren, den Eiweißbausteinen. Es stellt rund ein Viertel der gesamten Eiweißreserven im Körper zur Verfügung. Stress entzieht dem Bindegewebe kostbares Eiweiß, weil Aminosäuren für lebenswichtigere Organfunktionen benötigt werden. Bei Eiweißmangel sinkt auch der Wasseranteil in den Zellen – so entsteht ein Teufelskreis zu Lasten der Haut, die dünn, welk und alt wird.

Ausreichend Schlaf und Entspannung helfen dem Körper, Kollagen zu regenerieren.

Bindegewebe und Kollagen gut versorgen

- **Schönheit und Jugendlichkeit bedeuten zwangsläufig ausreichend Wasser im Körper. Kollagen hat Tag und Nacht Durst. Aber nicht auf Kaffee, Weinschorle, Bier, süße Limonadengetränke oder Leitungswasser. Ebenso wenig lässt sich Flüssigkeit mit Feuchtigkeitscremes durch die Haut in die Zellen pressen.**
- **Wasserreiches Obst, Salat, Rohkost und Gemüse päppeln das Bindegewebe genauso wieder auf, wie es auch frisch gepresste Frucht- und Gemüsesäfte bzw. Milch können. Kollagen ist auf die organischen Bestandteile in diesen Lebensmitteln angewiesen, also auf Nährstoffe, die ihren Weg durch Pflanzenzellen genommen haben und in denen die wichtigsten Nährstoffe bereits organisch gelöst sind.**

Wasser hält uns fit

Chronische Müdigkeit ist eine Modekrankheit. Viele Menschen schlafen bestens und sind trotzdem am frühen Vormittag hundemüde und schlapp. Ein Zustand, den sie sich nicht erklären können. Sie trinken Kaffee oder einen doppelten Espresso, der sie kurzfristig auf Trab bringt, doch ebenso rasch versinken sie wieder in den Zustand der Antriebsarmut und Konzentrationsschwäche. Typisch dafür ist eine Verfassung, die Betroffene so beschreiben: »Ich fühle mich mitunter wie gelähmt.« Ursache ist häufig ein zu niedriges Blutvolumen, bzw. zu wenig oder zu träge zirkulierendes Blut.

Blut besteht aus Blutkörperchen und Plasma. Fällt man im Labor das Fibrinogen – ein gerinnungsfördernder Stoff – aus dem Plasma aus, so erhält man Serum.

Das Blut in unserem Körper

Das Blut, das Mensch und Tier ständig durchfließt, ist ein wichtiges Transportmittel im Körper. Es erreicht alle Organe und versorgt sie mit lebensnotwendigen Stoffen.

Etwa ein Zwölftel des Körpergewichts eines normalgewichtigen Erwachsenen ist Blut. Ein gesunder Erwachsener mit 70 Kilogramm Körpergewicht hat fünf bis sechs Liter Blut in seinem Kreislauf. Etwa 55 Prozent davon sind Blutplasma, das Eiweißkörper enthält. Das Blutserum hat die Aufgabe, Wasser zu binden und Nährstoffe zu transportieren. Außerdem enthält das Blut noch feste Bestandteile wie die roten und weißen Blutkörperchen und die Thrombozyten, die Blutplättchen, die für die Blutgerinnung unerlässlich sind.

Bei Fehlernährung, mangelnder Flüssigkeitsaufnahme, starkem Schwitzen oder anderen Ursachen kann der Wasseranteil im Blut so stark absinken, dass die Konzentration von Gerinnungsfaktoren zu hoch und der Blutfluss gehemmt wird. Schon ein Absinken der Gesamtblutmenge um 200 oder 300 Milliliter kann zu körperlicher oder mentaler Trägheit führen. Ein erstes Warnsymptom ist eine oft spontan auftretende Müdigkeit. Ein kleiner Selbsttest kann unter Umständen Aufschluss geben: einen halben Liter Wasser trinken und wenige Minuten abwarten, ob sich die dämpfende Müdigkeit gibt. Flüssigkeit führt rasch zu einer Zunahme des Blutvolumens, damit zu einem rascheren Blutfluss und zu besserer Nährstoffversorgung der Zellen. Man fühlt sich vielleicht schnell frischer und aufgeweckter.

Gründe für Müdigkeit und Schlappheit

Für Antriebsarmut und Konzentrationsschwäche kann es unterschiedliche Gründe geben:

Bereits bei einem Flüssigkeitsdefizit von rund zwei Prozent des Körpergewichts vermindert sich die mentale Leistungsfähigkeit.

- Venenschwäche: Bis zu einem Liter Blut kann in ballonartig ausgebeulten Venengefäßen versacken, nimmt dann nicht mehr oder kaum noch am Blutkreislauf teil.
- Zu salzreiche Ernährung: Das Natrium im Kochsalz erhöht die Gefäßwandspannung, verengt speziell die nährstoffführenden Arterien.
- Mangelnde Flüssigkeitsaufnahme: Dem Blut fehlt Wasser für mehr Plasmavolumen.
- Blutfettwerte und Gerinnungsfaktoren sind zu hoch, das Blut ist dickflüssig und fließt zu träge.

Häufig spielen mehrere Faktoren zusammen. Der Wasseranteil im Blut ist zu niedrig, das Blut kann nicht ausreichend Nährstoffe wie Vitamine, Eiweiß und Spurenelemente aufnehmen und zu den Zellen transportieren. Unsere Körperzellen brauchen aber die Versorgung mit sämtlichen rund 70 verschiedenen Nährstoffen, um ihren Stoffwechsel im physiologisch gesunden Bereich von 100 Prozent aufrechtzuerhalten. Wenn es dem Blut an Plasma fehlt, mangelt es den Zellen an Nährstoffen. Die Folge: Der Stoffwechselmotor der Zellen stottert, die Zellleistung sinkt ab. Als Schutzfunktion der Natur werden wir müde, antriebsarm, schlapp und geistig träge.

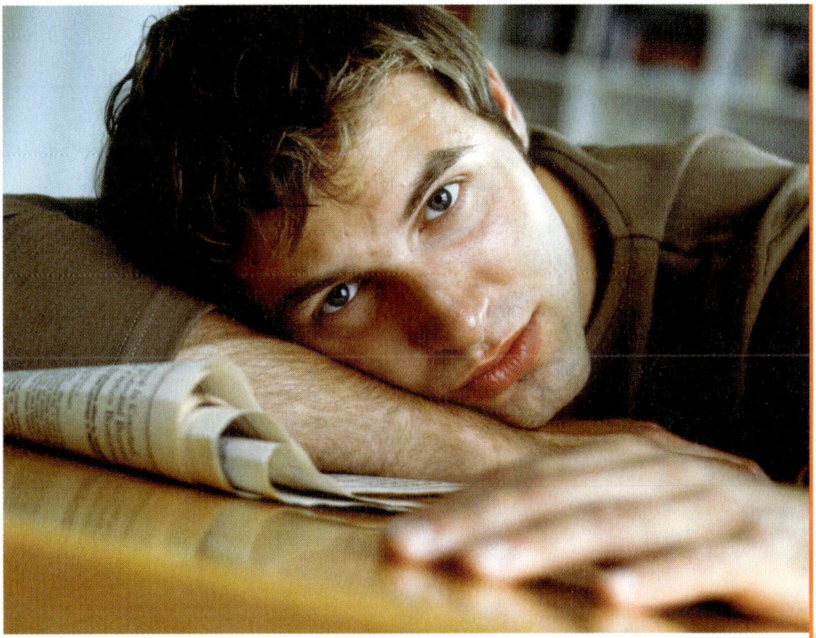

Das Gehirn besteht zu rund 75 Prozent aus Wasser. Kein Wunder also, dass sich bereits ein geringes Wasserdefizit auf die Konzentrationsfähigkeit auswirkt.

Um alle Lebenssituationen souverän zu meistern, sollte der Körper gut versorgt sein. Leider vergessen viele Menschen, regelmäßig Flüssigkeit aufzunehmen.

Wasserbilanz: Stress kontra Wasser

Stress ist lebensnotwendig, ihm verdanken wir unsere Existenzfähigkeit. Jede Bewegung, jedes gesprochene Wort, jeder gedachte Gedanke ist Stress. Bezahlt wird Stress im Stoffwechsel mit Nährstoffen, Stress ist ein Vitamin- und Eiweißräuber. Je mehr Stress wir uns unterwerfen, desto mehr kostbare Biostoffe frisst er aus unserem Gewebe heraus. Außerdem kann massiver Stress unsere Wasserbilanz total durcheinander bringen. Baroreflexe in Gefäßwänden erhöhen den arteriellen Blutdruck, die Herzrate steigt, mehr Blut wird durch verengte Adern gepumpt. Adrenerge Rezeptoren an Zellen, das gesamte Hormonsystem machen uns wach, konzentriert, leistungsfähig. Dafür bezahlt der Organismus aber auch seinen Preis.

Fix und fertig

Wenn es daheim im Haushalt oder im Beruf mal eine Stunde lang so richtig drunter und drüber geht, plündert Stress die Reservebestände an Aminosäuren, Glukose, Mineralien oder Vitaminen im Gewebe. Danach klagt dann so mancher: »Ich bin fix und fertig.« Dies ist eine ganz natürliche Reaktion auf den Kräfteverschleiß. Wasserarme Zellen werden besonders schnell ausgeplündert, denn wenn Gefäße verengt sind, können sie zwangsläufig weniger Nährflüssigkeit ins Gewebe transportieren. So kommt es bei anhaltendem Stress zu einem oft verhängnisvollen Wasser- und Nährstoffdefizit. Zellen können sich nicht mehr rechtzeitig regenerieren, ehe der nächste Stressschub kommt. Die Wasserbilanz ist entgleist, der Raubbau am Gewebe beginnt. Man ist ständig müde und abgespannt.

Wasser am Abend – erquickend und labend; so könnte man das neue Postulat der Zellforscher auf einen kleinen Nenner bringen.

Vor dem Schlafengehen ein Glas Wasser

- **Ein einfacher, aber dennoch sehr wirkungsvoller Tipp besagt, vor der Nachtruhe ein Glas Wasser zu trinken. Es dürfen auch zwei sein – selbst auf die Gefahr hin, dass man dann nachts »mal raus muss«.**
- **Wasser, das in Stressphasen getrunken wird, wird oft nur zur Hälfte oder noch weniger vom Stoffwechsel verwertet. Verantwortlich dafür ist das sympathische vegetative Nervensystem, das Stresssystem, das die Aufnahme von Wasser und Nährstoffen ins Gewebe hemmt.**
- **Nachts aber hat das parasympathische vegetative Nervensystem, der Gegenspieler des Stresssystems, die Kontrolle über unseren Organismus. Gefäße weiten sich, Herz- und Kreislauftätigkeit nehmen ab, ebenso die Aktivität des Gehirns. Dafür nimmt die Darmtätigkeit zu, Gefäße weiten sich, viel mehr Wasser und in Wasser gelöste Biostoffe erreichen ihre Zielzellen.**
- **Morgens wacht man dann in besserer Stimmungslage auf, fühlt sich frischer.**

Wasser gibt uns Kraft und Ausdauer

Wenn ein Chirurg am Operationstisch den offenen Muskel eines Patienten begutachtet, erkennt er mit einem Blick, ob es sich um einen sportlichen Menschen handelt oder nicht. Wenn die Myofibrillen im Muskelgewebe viel Wasser enthalten, weiß er: Diese Person ist körperlich fit und gut trainiert. Andererseits sind wasserarme Muskelfasern ein Indiz dafür, dass der oder die Betroffene mit passender Ernährung und mehr Bewegung viel mehr an Lebensqualität gewinnen und mehr Spaß im Alltag und Beruf haben könnte. Denn körperliche Fitness zu spüren und zu fühlen ist beglückend, der Stolz auf gut ausgeprägte Muskeln wirkt motivierend.

Wasser ist ein gutes Medium, um Bewegungstraining durchzuführen. Packen Sie mal wieder die Badehose oder den Badeanzug ein, und melden Sie sich zum nächsten Aqua-Training an.

Den Einzelfall betrachten

Es gibt Frauen und Männer, die ihr Übergewicht reduzieren möchten. Dies bedeutet: Fett abschmelzen, unnützes Wasser ausschwemmen. Andere möchten gern zunehmen – aber auf jeden Fall nur an Muskelmasse. Dies bedeutet: mehr Eiweiß, Kohlenhydrate und Wasser in die Muskelfasern einbauen und mehr wasserreiches Bindegewebe aufbauen. Doch die Bestimmung des Körpergewichts allein ist noch kein Maßstab für Fitness. Entscheidend ist der Anteil an fettfreiem Gewebe und Wasser innerhalb der Körperzellen.

Unsere Muskeln

Im Gegensatz zu Pflanzen können Tiere und Menschen sich von alleine bewegen. Verantwortlich dafür sind die Muskeln. In unserem Körper arbeiten rund 250 verschiedene Muskeln, die etwa vier Fünftel

Aktin und Myosin setzen Muskeln in Bewegung, indem sie bei Anspannung ihre lang gestreckten, faserartigen Moleküle ineinander verschieben und den Muskel dadurch verkürzen.

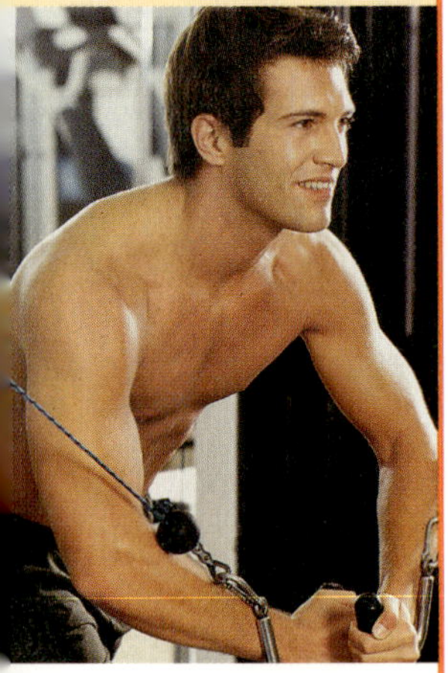

Ein hoher Muskelanteil hat auch einen höheren Energieumsatz zur Folge – das Abnehmen geht leichter.

unseres Trockenkörpergewichts ausmachen. Viele davon, die Skelettmuskeln, können wir mit unserem Willen beeinflussen, z. B. wenn wir mit der Hand nach irgendetwas greifen. Andere Muskeln sind eigensinniger, wie beispielsweise die glatten Muskeln in unserem Verdauungsapparat oder der Herzmuskel. Da lässt sich die Natur als übergeordnete, schützende Kommandozentrale nicht reinreden.

Aufbau und Versorgung der Muskeln

- Muskeln bestehen aus vielen Fasern, die sich wiederum aus Myofibrillen zusammensetzen. Myofibrillen bestehen aus den Muskelproteinen Aktin und Myosin, die mit der Energie der ATP-Moleküle (siehe Seite 39) betrieben werden.
- Eiweiß besteht aus zwanzig verschiedenen Bausteinen, den Aminosäuren. Acht davon sind essenziell, unser Stoffwechsel kann sie nicht aus anderen Eiweißbausteinen zusammensetzen, sondern wir müssen sie unbedingt mit der Nahrung aufnehmen. Valin, Leuzin und Isoleuzin sind die Muskelaminosäuren. Sie sind – wie Fachleute sagen – verzweigtkettig, sperrig aufgebaut. Die psychoaktiven Aminosäuren, die für Gehirn, Nerven oder Stimmungslage gebraucht werden, haben eine schlichtere molekulare Struktur. Deshalb können sie schneller verwertet werden. Als Ausgleich dafür brauchen die für den Muskelaufbau nötigen Eiweißbausteine nicht den Umweg über die Leber zu nehmen, sondern sie strömen dem Muskelgewebe weitgehend unmittelbar zu: aus dem Nahrungsbrei im Darm durch die Darmschleimhaut und über die Transportwege der Blutgefäße.

Durch Training Muskelmasse aufbauen

Voraussetzung für ein Wachstum der Muskeln ist regelmäßige Bewegung. Wenn wir im Fernsehen zwei Stunden lang einen Krimi, eine Musiksendung oder andere Sendungen ansehen, wachsen keine

Muskelfasern und Myofibrillen. Wenn wir allerdings Kniebeugen, Liegestützen oder eine Stretchingübung machen, werden innerhalb von Sekunden Gene in den Zellkernen der Muskelzellen aktiviert. Diese so genannten Dystrophin-Gene sind extrem lang, jedes einzelne erstreckt sich über drei Millionen »Strickleitersprossen« auf der rund drei Milliarden Gene langen Chromosomenstrecke, auf der unsere Erbanlagen aufgereiht sind.

Bewegung bewirkt Muskelvergrößerung

Die Gene bleiben in den Chromosomen, sie prägen aber Muster aus, die durch mikroskopisch winzige Poren durch die Schutzhülle des Zellkerns ins große wässrige Zellinnere vordringen. Diese Muster bezeichnen Wissenschaftler als RNS: Ribonukleinsäuren. Sie stimulieren den Aufbau von neuen Muskelzellproteinen. Nun fängt der belastete Muskel schon an zu wachsen:

- Zunächst bauen Muskelzellen bzw. Myofibrillen Eiweiß ein, werden dadurch größer.
- Außerdem vervielfachen sich Myofibrillen, wodurch Muskelfasern weiter an Umfang zunehmen.
- Die auf diese Weise üppig wachsende Muskelzelle braucht natürlich jetzt auch mehr Energierohstoff. Zu diesem Zweck saugt sie viel Glukose aus dem Blut, die kleinste Einheit der Kohlenhydrate. Muskelzellen mögen keinen Verstand haben, sie »wissen« aber genau, dass sie beansprucht werden und deshalb mehr von dem Energierohstoff Glukose brauchen.
- Jedes Glukosemolekül bringt auch noch gleich drei Wassermoleküle mit, wodurch die Muskelmasse weiter anwächst.
- Muskelzellen benötigen jetzt auch mehr Enzyme, andere Zellproteine sowie mehr Energie-ATPs.
- Jetzt beginnt auch das Muskelbindegewebe kräftig mitzuwachsen.

Der menschliche Körper kennt drei verschiedene Muskelarten: Skelettmuskulatur, Herzmuskulatur und glatte Muskulatur. Die Skelettmuskulatur ist nur im Schlaf entspannt; im wachen Zustand hält sie einen Muskeltonus aufrecht. Sind wir im Stress, steigt die Spannung der Muskeln, wir »verspannen«.

Dicke, wasserreiche Kollagenbündel schmiegen sich um die Muskelfasern, umpacken die kräftigen Muskelbündel. Je mehr wir trainieren, desto größer werden die Muskeln.

Wasserströme in unserem Körper

Muskeln lieben Wasser, Bewegung und gesunde Ernährung. Obwohl sie vorwiegend aus Eiweiß bestehen, sehen sie es lieber, wenn ihr Besitzer zu Kohlenhydratreichem greift, anstatt im Restaurant das tellergroße Schweineschnitzel zu bestellen. Muskeln haben auch ihre Lieblingsspeise: Gemüse, Obst, Salat und Rohkost. Diese Nahrungsmittel bestehen hauptsächlich aus Wasser und vielen Nährstoffen. Jedes Mal, wenn wir trainieren – Basketball in der Halle, Tennis auf dem Platz oder wenn wir nur mal so um den Häuserblock joggen –, verbrennen Mitochondrien (die Energiebrennöfen in den Zellen) Glukose zu Zellpower. Mit jedem Glukosemolekül werden dabei drei Wassermoleküle frei. Die werden weder ausgeschwitzt, noch gehen sie sonstwie verloren, sondern sie werden weiterverarbeitet. Beim anstrengenden Heckenschneiden oder beim Fußballspielen können rund 200 Gramm Glukose verbraucht werden, und die Muskeln verlieren gleichzeitig auch 600 Gramm Wasser. Tatsächlich werden Muskeln unmittelbar nach Trainings- oder Wettkampfende dünner.

Je mehr Training, desto üppiger wachsen die Muskelpakete. Ihr Anteil an Fett sinkt, während sich zusehends mehr Eiweiß, Glukose und Wasser in ihnen anreichert.

Muskelaufbau braucht regelmäßige Bewegung

Auch wenn total Untrainierte anfangen, Hanteln zu stemmen, werden die kraftlosen Ärmchen erst mal noch magerer – weil sie mit Glukosereserven (dem Muskelglykogen) auch noch die letzten Reste an Muskelwasser verlieren. Dies ist freilich kein Anlass, verzagt zu sein. Innerhalb weniger Stunden bauen ihre Muskeln Eiweiß, Glukose und Wasser ein und wachsen dementsprechend. So kommt es in unserem Körper zu einem steten gesunden Strömen von Flüssigkeit.

Wasser lässt die Muskeln wachsen

- Bei jedem Training verlieren Muskeln Glukose und Wasser.
- Die gute Nachricht: Schon bei der nachfolgenden Mahlzeit sind sie in der Lage, mehr Wasser und Glukose als vorher aufzunehmen. Gleichzeitig wächst ihr Eiweißanteil.
- Das Muskelwachstum vollzieht sich demnach in einem steten Abbau und Neuaufbau von Muskelproteinen, Glukose und Wasser.
- Unsere Muskeln – und Knochen – sind nie gleich stark, ihr Zustand verändert sich von Stunde zu Stunde, von Minute zu Minute – je nachdem, wie sehr sie belastet und womit sie ernährt werden.
- Unser Körperfett dient eigentlich nur als Energiedepot in Hungerszeiten, es wird vorwiegend erst dann zu Energie verbrannt, wenn die Glukosereserven zur Neige gehen.
- Fett in der Nahrung spielt demnach für den Muskelaufbau eine untergeordnete Rolle. Weil Fettreiches meist gesalzen ist, bindet eine solche Mahlzeit eher Wasser, das dann den Muskelpolstern fehlt und sich dafür im Bauchraum ansammelt.
- Für die Muskeln ist Wasser nicht gleich Wasser. Kaffee, schwarzer Tee, Cola, Limo, alle anderen künstlich gesüßten Getränke, stark gesalzene Getränke wie industriell abgefüllte Gemüsesäfte und alle alkoholhaltigen Getränke sind für unsere Muskeln keine gute Wasserquelle, da sie schnell ausgeschieden werden und dabei auch noch kostbare Nährstoffe mitnehmen.
- Sauberes Leitungswasser und Mineralwasser führen zu einer guten Versorgung von Muskeln, ebenso Milch, Frucht- und Gemüsesäfte, vor allem, wenn sie selbst gepresst und frisch getrunken werden.
- Wasserreiches Obst, Salate, Rohkost und kurz gegartes Gemüse sind die besten Flüssigkeitsquellen für Muskeln.

Fettarm zu essen empfiehlt sich für alle, die auf ihr Gewicht achten wollen.

Unsere Gelenke

Gelenke sind jene Verbindungsstellen zwischen den einzelnen Knochen, an denen Körperbewegungen stattfinden. Meist verbinden sie zwei Knochen, deren Enden mit Knorpelschichten überzogen sind. Die Knochenenden werden mit einer Kapsel aus straffem Bindegewebe umhüllt, die fest mit dem Knochen verwachsen ist und meist durch elastische Bänder verstärkt wird. In dem Raum zwischen den Gelenkflächen befindet sich die Gelenkschmiere, eine zähe Flüssigkeit, die das einwandfreie Funktionieren des Gelenks ermöglicht.

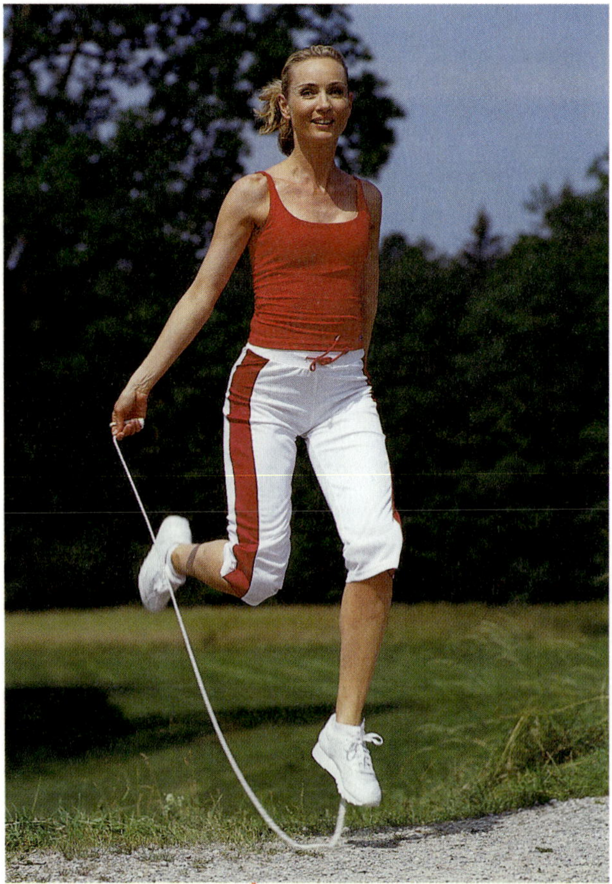

Gelenke müssen viel aushalten

Von allen Körperteilen haben es die Gelenkknorpel besonders schwer. Den ganzen Tag über müssen sie Stöße abfangen, beim Gehen, Laufen oder Tragen werden sie belastet – und beim Sport erst recht. Gottlob sind Gelenke von der Natur trefflich konstruiert, eine Sonderrolle spielen dabei die Knorpel.

Schmerzen in Gelenken? Fast immer ist der Wasseranteil in den Gelenkknorpeln zu niedrig, ein Wasserdefizit die Hauptursache.

Zusammensetzung der Knorpel

Knorpel bestehen aus Kollagen und einer elastischen gelartigen Masse, den Proteoglykanen. Zu 60 bis 85 Prozent bestehen sie aus elektrolythaltigem Wasser, die knorpelbildenden Zellen machen lediglich rund zehn Prozent der gesamten Knorpelmasse aus. Dies kann als Beleg dafür gesehen werden, welch außerordentlich bedeutende Rolle Wasser gerade für unsere Gelenke spielt.

Knorpel sind natürliche Stoßdämpfer, ihre wassersaugenden Substanzen, die Proteoglykane, bestehen vorwiegend aus den schwefelhaltigen Stoffen Chondroitin-Sulfat und Keratin-Sulfat. Sie sind äußerst empfindlich, werden rasch von freien Radikalen angegriffen und zerstört, ihr Immunsystem muss Tag für Tag aufs Neue aufgebaut werden. Ihre wichtigsten Schutzstoffe sind Vitamin C (in frischem Obst und Gemüse enthalten) und Vitamin E (aus Pflanzenölen).

Die Schwefelsubstanzen im Gelenk sorgen dafür, dass Proteoglykane ihr Wasser halten, dass es also nicht ins angrenzende Gewebe austritt.

Wenn den Knorpeln Wasser fehlt

Ein Warnsymptom kann sein, wenn man nach dem Aufstehen am Morgen seine Kniegelenke spürt oder wenn sie sogar schmerzen. Dann ist die Knorpelschicht ausgedünnt, dem Gelenk fehlt die Schmiere, Knochen reiben aneinander. Bei gesunden Knorpeln mit ausreichend Flüssigkeitsanteil dürften bei solch geringfügiger Belastung der Gelenke keine Beschwerden auftreten.

Manche Menschen klagen über Knie- oder Schulterschmerzen, ohne zu wissen, dass ihre Gelenke nur noch einen kläglichen Wasseranteil von vielleicht 40, 30 oder noch weniger Prozent haben. Es kann dann zu Entzündungen, zu Rheuma kommen, schließlich zu einer Arthrose, einem degenerativen Abbau von Knorpel- und Gelenkmasse. Von alleine kommt das Wasser jedoch nicht in die so genannte Synovialflüssigkeit, die Gelenkschmiere, bzw. in die Knorpelmasse. Selbst mit dem besten Quell- oder Leitungswasser können Gelenke zunächst nichts anfangen. Erst wenn die Elektrolytkonzentrationen, die Anreicherungen mit Salzen, optimal sind, eignet sich die Flüssigkeit für den Aufbau neuer Knorpelmasse.

Bewegung tut gut

Unerlässlich ist jedoch, dass Gelenke belastet werden. Nur so können die knorpelbildenden Zellen aktiviert werden. Das beste Training für den Wiederaufbau neuer Knorpel-, Knochen- und auch Muskelmasse sind Widerstandsübungen. Wenn die dann noch im Schwimmbecken stattfinden, gegen den Widerstand von Wasser, sind die besten Voraussetzungen geschaffen.

Die Knochendichte im Alter ist stark abhängig von der Kalziumversorgung in der Jugend. Denn mit etwa dem 30. Lebensjahr ist die Aufbauphase der Knochen beendet.

Unsere Knochen

Fast ein Viertel unserer Knochenmasse besteht aus Wasser. Deshalb sind gesunde Knochen auch biegsam, brechen nicht so leicht. Das Skelett von Babys und Kleinkindern besteht bis zur Hälfte aus Wasser, deshalb müssen wir uns keine allzu großen Sorgen machen, wenn kleine Kinder stürzen, aus dem Bett fallen oder mal über ein paar Stufen die Treppe hinunterpurzeln. Ihre Knochen sind enorm biegsam und flexibel – dank dem enthaltenen Wasser.

Stabilitätsverlust

Osteoporose – der Knochenabbau – ist eine Krankheit, die vor allem von vielen Frauen jenseits der Menopause gefürchtet ist. Tatsächlich können Frauen jährlich eineinhalb Prozent ihrer Knochenmasse verlieren. Eine Rolle spielt dabei das allmähliche Versiegen der Östrogenproduktion während der Wechseljahre, die für den Knochenbau wichtig ist. Allerdings: Frauen können bis ins hohe Alter feste, biegsame Knochen haben, ohne Angst vor Knochenschwund. Voraussetzung sind ausreichende Wasserzufuhr ins Knochengewebe, bedarfsgerechte Kalziumaufnahme mit der täglichen Nahrung und regelmäßige Belastung durch Sport, beispielsweise Gymnastik, Aerobic, Bergwandern, Radfahren oder Schwimmen.

Einfluss von Sport auf die Knochendichte

Mit Hilfe von Ultraschall und Röntgentechnik können Zellforscher die Knochendichte messen. Sie stellen fest, dass Osteoblasten (knochenbildende Zellen) aktiviert werden, wenn wir z. B. die Stufen in den vierten Stock nehmen, anstatt den Aufzug zu benutzen. Wer regelmäßig auf Rolltreppen und Aufzüge verzichtet, hat schon nach wenigen Tagen oder Wochen eine höhere Knochendichte. Osteoblasten werden noch aktiver stimuliert, wenn wir Treppen »sportlich« nehmen, also etwa zwei Stufen auf einmal, oder wenn wir die Stufen hinaufspringen. Wer regelmäßig Sport treibt, kann seine Knochendichte um bis zu vierzig Prozent steigern. Es gibt Frauen über 60 Jahren, die regelmäßig joggen, sogar an Marathonläufen teilnehmen – und über ganz jugendliche Knochen verfügen. Entscheidend dafür ist der hohe Kalziumumsatz im Skelett. Im Laufe von etwa drei Jahren wird das Mineral im Körper komplett ausgetauscht. Bei Untätigkeit sinkt der Einbau wichtiger Kalksalze in die Knochen stark ab – ein Problem übrigens, das Raumfahrer in der Schwerelosigkeit ihrer Kapsel oder Raumfähre haben. Jede Belastung des Skeletts führt hingegen zum Einbau jugendlicher Knochenmatrix und von Wasser, das die Knochen elastisch macht. Auch im hohen Alter reduziert der Wasseranteil die Gefahr von Knochenbrüchen. Deshalb muss den Knochen ausreichend Flüssigkeit zugeführt werden. Die besten aufbauenden Übungen für Knochen – sowie auch für Muskeln und Knorpel – sind jene gegen den Widerstand von Wasser. Derlei wasserbindende Powerübungen bezeichnen Sportphysiotherapeuten als isotonisch.

Körperliche Belastung schützt vor einer Auslagerung von Kalzium aus den Knochen und verzögert damit die altersbedingte Abnahme der Knochendichte.

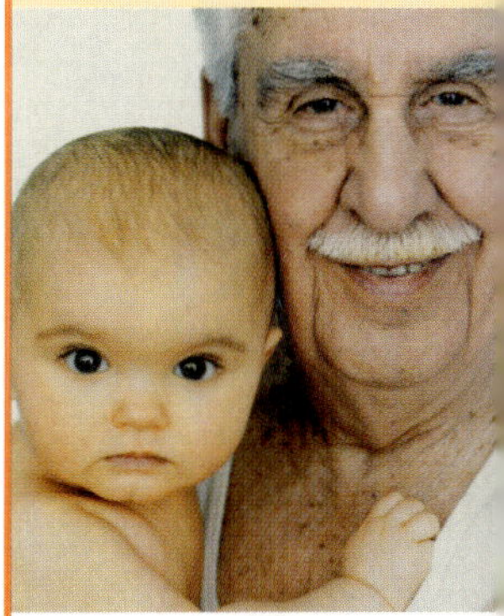

Kalziumreiche Ernährung bereits im Kleinkindalter ist, zusammen mit viel Sport, die beste Vorsorge, um im Alter stabile Knochen zu haben.

Ob warm oder kalt, Wasser aktiviert den Körper. Das Geheimnis liegt in dem Temperaturunterschied zur Haut.

Wasseranwendungen

Wasser beeinflusst den Stoffwechsel

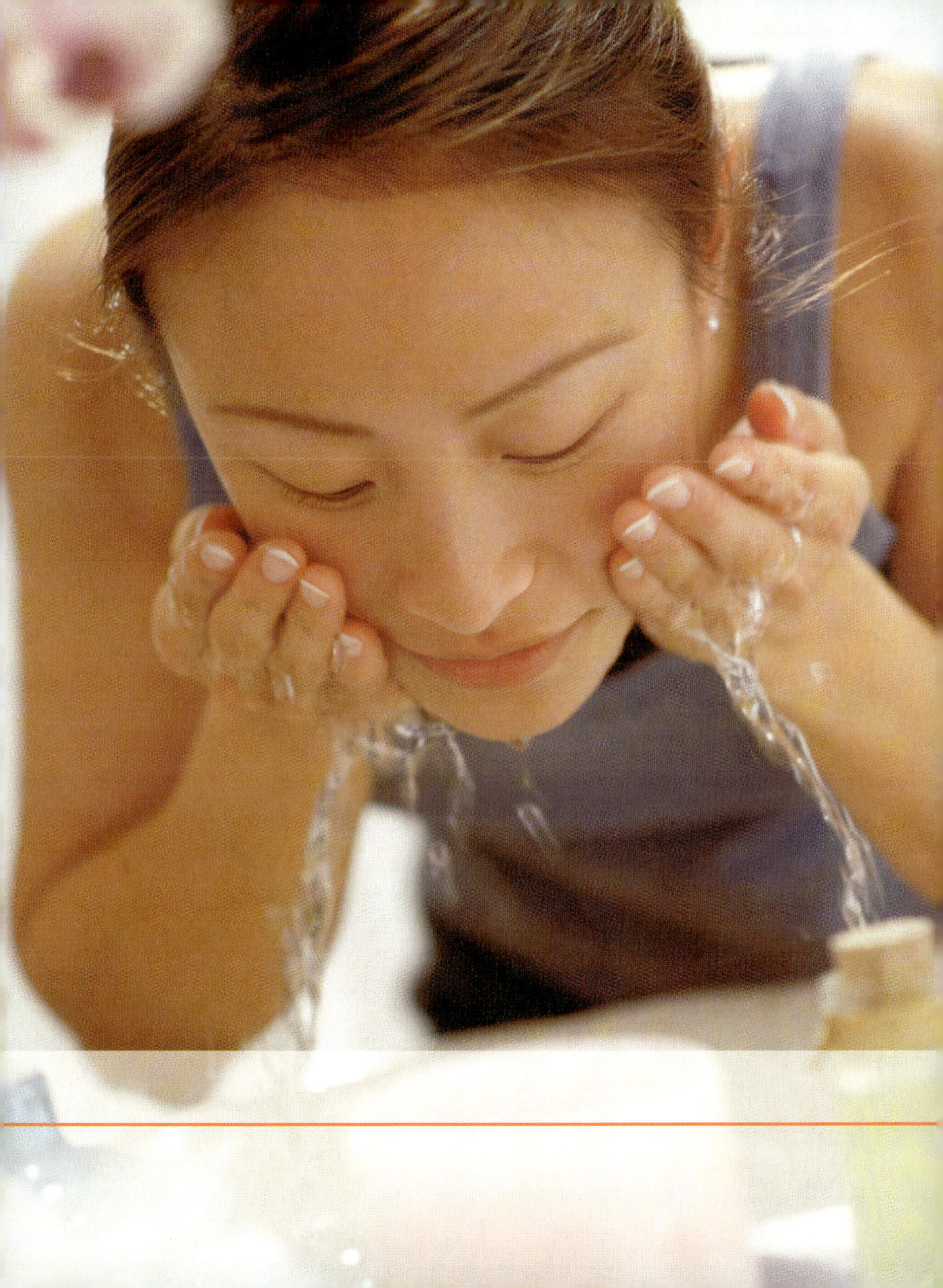

Wasser auf unserer Haut

Bei der Anwendung von außen auf Haut und Körper wirkt das flüssige Element aus Wasserstoff und Sauerstoff auf unterschiedliche Weise. Als Medium überträgt Wasser sowohl Kälte als auch Wärme oder Hitze so perfekt und nachhaltig wie kein anderes Behandlungsmittel auf Haut und Körper. Die Wirkungsweise aller Anwendungen beruht auf einem Temperaturunterschied zwischen Wasser und Haut. Die Haut reagiert, indem sie die Impulse über ihre Nerven in den Körper leitet, wo der Stoffwechsel angeregt wird.

Wasser von innen und von außen – so lautet das ideale Gesundheitsrezept der Natur.

Kalte und warme Reize

Auch Duschmassagen, kalt oder heiß, bzw. Spritz- und Sprühbehandlungen wirken belebend, vorbeugend und heilend. So kann etwa ein Spaziergang oder eine Wanderung bei Regen, Graupel oder Schneefall Herz und Kreislauf in Schwung bringen, Haut und Bindegewebe verjüngen, die Zellatmung aktivieren – als natürlichste und »kostengünstigste« Wasseranwendung, die sich denken lässt.

Seit alters bekannt

Dass Wärme oder Kälte, übertragen durch Wasser, bei so manchen Beschwerden segensreich wirken, haben Heilkundige schon vor Tausenden Jahren herausgefunden. Dabei entstehen Heilerfolge dadurch, dass Haut und Organismus unmittelbar auf entsprechende Reize reagieren. Stress- und Gewebshormone, Nervenpeptide, Neurotransmitter (Nervenreizstoffe) und Immunsubstanzen stimulieren innerhalb Sekunden einen »Response«, eine belebende, verjüngende Vitalantwort des Körpers auf die Reizangriffe des Wassers.

Wie Wasser wirkt

Kaltes Wasser

- Aktiviert das vegetative sympathische Nervensystem.
- Verengt Gefäße, erhöht die Herzfrequenz, kurbelt die Produktion von anregenden Stresshormonen an.
- Hemmt Magen- und Darmperistaltik, wirkt dadurch hemmend auf die Verdauung.
- Regt die Schilddrüsensekretion an, wodurch der Zellstoffwechsel in Schwung gebracht wird.
- Verengt Blutgefäße in den Genitalien von Mann und Frau. Dadurch wird der Blutzufluss gehemmt, Libido, Potenz und Orgasmusfähigkeit herabgesetzt.
- Steigert die Hirntätigkeit, macht insgesamt wach, konzentriert, leistungsfähig, vermittelt mehr Spaß am Alltagsstress.
- Lindert Schmerzen, indem die Nerven beruhigt werden.

Warmes oder heißes Wasser

- Aktiviert das vegetative parasympathische Nervensystem, das durch unseren Willen ebenfalls nicht beeinflussbar ist.
- Erweitert die Gefäße, drosselt die Herzfrequenz, senkt den Blutdruck ab.
- Wirkt ermüdend, hilft beim Einschlafen.
- Regt die Durchblutung der Blutgefäße im Schambereich an, steigert somit den Spaß an der Liebe.
- Regt Magen- und Darmtätigkeit an, warme oder heiße Wasserreize auf Haut und Körper helfen somit der Verdauung.
- Drosselt die Produktion der Stress- und Schilddrüsenhormone, somit auch den Zellstoffwechsel.
- Wirkt entspannend und beruhigend.
- Verbessert die Nährstoffversorgung der Zellen.

Mit »Anwendungen« sind z. B. Packungen, Wickel, Duschen, Güsse und Bäder gemeint, die man mit Wasser zu Hause oder in Badeanstalten durchführt.

Verschiedene Anwendungen

Wasseranwendungen dienen vielen Zwecken. Sie regen den Stoffwechsel an, steigern das Wohlbefinden, erleichtern Bewegungsabläufe und entspannen Verkrampfungen. Regelmäßig angewendet, tragen sie auf lange Sicht zu einer guten Gesundheitsvorsorge bei.

Das lassen sich die Kleinsten nicht zweimal sagen: Wassergüsse zur heißen Jahreszeit im Freien sind ein großer Spaß, auch wenn danach der halbe Garten unter Wasser steht.

Fit durch Wassergüsse

Zu dem Zweck lässt sich ein Gartenschlauch oder eine Gießkanne ebenso verwenden wie ein ganz normaler Wassereimer. Strahl oder Guss werden mehr oder weniger gezielt auf Ober- oder Unterkörper bzw. auf einzelne Körperstellen, Arme oder Beine gerichtet, mit Wasserdruck aus dem Schlauch oder ganz einfach als Platschguss aus der Kanne, als ganz kurzer oder anhaltender Guss. Wassergüsse zur Vorbeugung und Heilung sind seit Jahrtausenden überliefert, bei uns wurde die Methode vor allem durch Pfarrer Kneipp bekannt und beliebt. Wenn es irgendwo speziell weh tut, lassen sich mit kalten oder warmen bzw. heißen Duschen Schenkel, Ober- oder Unterarme, Waden, Nacken, Gesicht, Stirn oder auch nur die Vorderfüße besprudeln oder begießen.

Das Vermächtnis von Pfarrer Kneipp

Während seiner Studienzeit erkrankte der später berühmt gewordene Pfarrer Sebastian Kneipp (1821–1897) an Tuberkulose. Die Ärzte gaben ihm kaum Hoffnung, doch sein Überlebenswille verlieh ihm die Kraft, die Krankheit zu bekämpfen. Er besann sich auf das Wissen vieler heidnischer Völker seit der Antike sowie auf altbewährte Behandlungsmethoden der Naturheilkunde auf der Basis von kaltem und warmem Wasser und stieg zur Stärkung der eigenen Konstitution regelmäßig in die eiskalte Donau. Im Laufe der Zeit entwickelte er aus dem überlieferten naturheilkundlichen Wissen eine Therapieform, bei der das Wasser im Mittelpunkt steht. Durch den Temperaturunterschied zwischen Haut und Wasser werden temperaturfühlige Rezeptoren auf der Haut angesprochen und die Impulse in den Körper geleitet. So werden die Durchblutung der Haut, der Kreislauf und der Stoffwechsel angeregt, Stress abgebaut und das gesamte Immunsystem gekräftigt. Zu den wichtigsten Anwendungen gehören die Kneippschen Güsse. Dazu wird Wasser mit geringem Druck aus einem leicht nach oben gehaltenen Schlauch an die ausgewählte Körperpartie des Patienten gebracht. Je nach Konstitution und Empfinden des Betroffenen werden die Güsse kalt, im Wechsel kalt-warm oder warm verabreicht, wobei kaltes Wasser nicht auf einen kalten Körper gebracht werden darf. Der Raum, in dem die Anwendung stattfindet, muss zudem angenehm warm sein und keine Zugluft aufweisen. Ziel ist es, mit dem kleinsten Reiz den größten Effekt zu erzielen. Nach der Anwendung folgt eine Phase der Ruhe und Entspannung. Im Sinne einer guten Gesundheitspflege sollen die verschiedenen Wasseranwendungen durch regelmäßige Bewegung, eine ausgewogene Vollwertkost sowie die Anwendung von Heilpflanzen ergänzt werden, wobei ein geregeltes und gut geordnetes Leben im Alltag das Wohlbefinden ebenso unterstützt.

Kreislauf und Stoffwechsel werden durch Wassergüsse angeregt, die Muskulatur besser durchblutet, Stresshormone abgebaut, das Nervensystem stimuliert und dadurch insgesamt das Immunsystem stabilisiert.

Wassertreten wieder entdeckt

Fast schon jeder noch so kleine Kurpark oder jede noch so kleine Stadtanlage verfügt über so ein Minibecken mit Gestänge, an dem man sich festhalten und durch gerade mal knietiefes Wasser waten kann. Je kälter das Wasser, desto besser. Das mag beim Einsteigen ordentlich weh tun und brennen, der Kältereiz bringt dafür den Kreislauf gehörig auf Trab. Das merkt man spätestens nach dem Verlassen des Beckens, wenn Füße und Waden an der Luft getrocknet sind. Beim Wassertreten kann man voranschreiten, wie man will, wenngleich so mancher Puritaner darauf besteht, bei jedem Schritt das Bein anzuziehen und möglichst ganz aus dem Wasser zu heben. Im Becken herumrennen und -planschen sollte man nicht. Wichtig ist zudem, dass die Füße warm sind, bevor man mit dem Wassertreten anfängt. Auch zu Hause, im Garten oder auf dem Balkon im Trog oder gar in der Badewanne kann man wunderschön belebend in eiskaltem Wasser treten. Man fühlt sich hinterher tatsächlich wesentlich frischer.

Ganzkörperwaschungen sollten mit kreisförmigen Bewegungen wie folgt stattfinden: rechtes Bein, linkes Bein, rechter Arm, linker Arm, Rumpf und Kopf. Dabei immer in Richtung Herz arbeiten.

Waschungen wie anno dazumal

Diese Erfahrung macht praktisch jeder von uns jeden Morgen: Beim Waschen Wasser auf die Haut – und schon löst sich der übliche Gähnreiz und die Müdigkeit. Je kälter das Wasser, umso spontaner reagiert die Haut. Auch tagsüber, im Büro oder daheim, hilft es, wenn man mal kurz kaltes Wasser in beide Handflächen nimmt und das Gesicht besprudelt oder den Nacken wäscht. Selbst Händewaschen oder Fußwäsche mit kaltem Wasser wirkt erfrischend. Bei großer Abgeschlagenheit hilft es, die Arme bis zur Mitte der Oberarme für höchstens 30 Sekunden in kaltes Wasser zu tauchen, Patienten mit Herzproblemen sollten darauf jedoch besser verzichten. Waschungen fördern die Durchblutung und viele Stoffwechselfunktionen.

Reibesitzwaschungen

Der Deutsche Naturheilbund gewinnt immer mehr Freunde, welche die so genannten Reibesitzwaschungen des schlesischen Landwirts Vinzenz Prießnitz (1799–1851) wieder populär machen. Dabei werden Körperteile mit feuchtkalten Wickeln eingerieben oder Wickel in möglichst kaltes Wasser eingetaucht, ausgewrungen und sofort auf die Haut aufgelegt. Prießnitz' Botschaft ist bis heute unverändert gültig: mit kaltem Wasser von außen heilende Wärme von innen erzeugen.

Barfußlaufen im feuchten Gras

Dieser uralte Kinderspaß ist inzwischen als Heilmethode ebenfalls wieder entdeckt worden. Das Tautreten in der Wiese macht Spaß, entweder unmittelbar nach einem Regenguss oder frühmorgens, wenn noch kühler Tau auf Gräsern und Blumen liegt. Tiere in freier Natur sind dieses Tautreten gewohnt, sie könnten uns am besten verraten, wie erquickend selbst ein kurzer Weg oder Lauf über kaltfeuchten oder nassen Rasen ist. Wer daheim einen Rasen oder eine Wiese vor Haus- oder Terrassentür hat, sollte eine Gewohnheit daraus machen. Man kann auch seine gewohnten Aerobic-, Stretching- oder Gymnastikübungen draußen im nassen Gras ausüben – mit oder ohne Musik aus den Kopfhörern. Dann wird das alte Barfußtreten unserer Omas und Opas wieder ganz modern.

Der Tastsinn der Fußsohlen ist enorm. Die Fußreflexzonenmassage baut darauf auf.

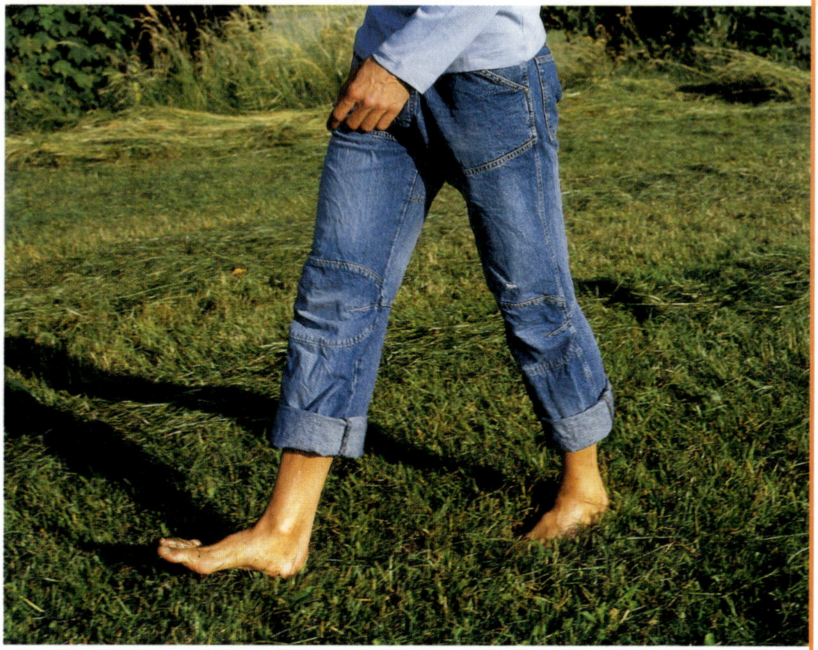

Am schönsten ist das Tautreten an einem Spätsommertag ganz früh am Morgen.

Heilen mit Packungen

Packungen sind besonders gut geeignet, um Wärme oder Kälte über das Medium Wasser länger- und langfristig auf betroffene Körperstellen einwirken zu lassen. Jeder Sportverein verwendet Kühlkompressen, mit Eiswürfeln oder eiskaltem Wasser, zur Erstbehandlung von Sportverletzungen, speziell der Gelenke, aber auch von Blutergüssen, bei Prellungen, Muskelverspannungen und Zerrungen. Warme oder heiße Packungen bzw. Wickel lassen sich von außen immer wieder neu »aufheizen«, mit Hilfe von Wärmedecken oder der guten alten Wärmflasche. Bei trockenen Tüchern wäre der angewendete Kälte- oder Wärmereiz rasch verflogen; mit Wasser vollgesogen oder befeuchtet, bleibt der Heilreiz länger erhalten. Deshalb eignen sich warme oder heiße Packungen gut für entzündungsbedingte Therapien, beispielsweise der Blase oder der Harnwege.

Praktische Kühl-Wärme-Kissen gibt es in Apotheken und Drogerien zu kaufen. Man gibt diese mit einer gelartigen Silikatmasse gefüllten flachen Plastikpäckchen entweder vorher in die Tiefkühltruhe oder in heißes Wasser und packt sie vor dem Auflegen in dünne Stofftaschen oder in ein Tuch ein.

Vielfalt der Badekuren

Wasser gibt es überall. Es begegnet uns sowohl in Form von Niederschlag als Tau, Schnee und Regen als auch als Oberflächenwasser in Bächen, Seen, Flüssen und im Meer. Und es kommt aus Quellen aus dem Boden. Doch Quellwasser tritt stets aus den Tiefen unterschiedlicher Erd- oder Steinschichten zutage und ist deshalb in seiner Kombination mit Mineralien und Spurenelementen nie gleich. Dementsprechend eignen sich unterschiedliche Wasservorkommen für unterschiedliche Heilbehandlungen.

Jodbäder

Die lebenswichtigen Schilddrüsenhormone Thyroxin und Trijodthyronin bestehen zu zwei Dritteln aus Jod, einem Spurenelement, von dem wir täglich nicht mehr als 150 Millionstel Gramm benötigen.

Doch selbst diese extrem minimalen Konzentrationen fehlen oft im Blut, die arme Schilddrüse bemüht sich dann so angestrengt, Jodpartikel aus dem Blut zu fischen, dass sich ihre Follikel mehr und mehr aufblähen – ein Kropf kann die Folge sein. Die jodhaltigen Hormone kurbeln sämtliche Stoffwechselvorgänge in allen unseren Körperzellen an. Bei Jodmangel kann ein einziger Besuch in einem jodhaltigen Bad für frische Energie sorgen. Typisch dafür ist der Frischeschub, den ein Urlaub am Meer oft den unter Joddefiziten leidenden Binnenbewohnern verschafft. Deshalb können Jodbäder außerordentlich effizient wirken. Oft gibt es sie auch kombiniert mit Fluorid-, Sole- oder anderen Bädern.

Ruhe und Entspannung sind die angenehmen Begleiterscheinungen einer jeden Badekur.

Moorbäder

Das braune Wasser aus moorigen Torfgebieten sieht vielleicht nicht besonders einladend aus, es enthält aber hohe Konzentrationen an exzellenten Wirkstoffen. Moor besteht aus nährstoffreicher Erde und Pflanzen, die unter Wasser oder im feuchten Erdreich vermodert sind. Wegen dieses Reichtums an Inhaltsstoffen sind Moorbäder seit jeher Bestandteil der klassischen Bäderbehandlung. Je nach Torfgebiet sind Moorbäder schwefel-, eisen- oder salzreicher. Moorbäder kann man zu Hause ebenso anwenden wie Fango- oder Schlammpackungen aus Moorgebieten. Sie werden warm angewendet, nicht zu heiß, und helfen durch ihre anhaltende Tiefenwirkung. Moorbrei leitet Wärme schlechter als Wasser, deshalb empfindet man beim Baden hohe Temperaturen nicht als so unangenehm wie im normalen Wasserbad. Dementsprechend reagiert die Haut beim Moorbad auf Kältereize nicht so stark. Moorbäder finden Anwendung bei Erkrankungen des Bewegungsapparates, der Gelenke und Muskeln. Da sie den Kreislauf belasten, sollten Menschen mit Kreislaufproblemen vorher eine ärztliche Meinung einholen.

Schwefelbäder

Ihr Wasser stammt meist aus natürlichen schwefelreichen Thermalquellen. Schwefel ist ein Schönheitsmineral, unerlässlich für die Geschmeidigkeit und den Wassergehalt der Haut und für Fülle und Glanz des Haares. Außerdem wirkt Schwefel als Immunwaffe gegen freie Radikale, zerstörerische Substanzen, die Zellen angreifen und Altersprozesse beschleunigen. Schwefelbäder helfen auch bei Erkrankungen des Bewegungsapparates. Das schwefelhaltige Wasser eignet sich für Bäder ebenso wie für Trinkkuren.

Badekuren haben ihren verstaubten Charakter verloren. Immer mehr junge aktive Menschen wissen die Vorteile einer solchen Behandlung zu schätzen.

Solebäder

Diese salzhaltigen Bäder werden überall dort angeboten, wo Salz gewonnen wurde und wird. Sie können bis zu fünf Prozent Kochsalz enthalten, Mindestkonzentration eines Solebads ist eineinhalb Prozent Salz. Je nach Bad sprudelt das Solewasser heiß oder kalt aus dem Untergrund. Solebaden lässt sich auch trefflich zu Hause in der Badewanne anwenden – mit Kochsalz oder Heilsalzen als zugeführte Sole. Die Salzbäder helfen bei Rheuma, Entzündungen und Hauterkrankungen. In der Sportmedizin spielen Solebäder eine wichtige Rolle, denn das im Wasser gelöste Salz verstärkt den Körperauftrieb und trägt dadurch zur Entspannung des Bewegungsapparates bei. Bei 37 °C entfaltet es am besten seine wohltuende und entspannende Wirkung. Berühmtestes Solebad ist vielleicht das extrem salzreiche Tote Meer, wo Salz und Sonne gemeinsam hartnäckige Hautleiden wie Schuppenflechte oder auch Neurodermitis lindern und heilen. Doch auch an der Nord- und Ostsee gibt es viele Möglichkeiten, Solebäder zu genießen. Immer mehr Wellnesshotels bieten die stoffwechselaktivierenden Bäder zur Entspannung ihrer Gäste an. Beliebt sind sie auch in Wintersportgebieten, wo nach einem langen Ski- und Snowboardtag die Muskeln wieder gelockert werden wollen.

Thalasso

Dieses Bad mit Meerwasser verbindet die Vorteile des Solebads mit einem jodreichen Bad. Das seltene Spurenelement Jod – es ist Bestandteil der Schilddrüsenhormone – gelangt auf Zunge und Gaumen, wirkt stoffwechselanregend, vitalisierend und erfrischend. Der weit verbreitete Jodmangel macht müde, schlapp, lustlos – deshalb wirken Thalassobäder oft spontan belebend und verjüngend. Sie werden in vielen Wellnesshotels bzw. -einrichtungen angeboten.

Schon seit Menschengedenken werden Meerwasser sowie Meeresalgen für Heilanwendungen genutzt. Der griechische Arzt Hippokrates (460–370 v. Chr.) riet bei verschiedenen Erkrankungen, ein Bad im Meerwasser zu nehmen, um die Gesundheit zu fördern und neue Energie zu schöpfen. Um 1900 entstanden die ersten Thalassozentren, beispielsweise in Monte Carlo und Biarritz, wo sich Patienten einfanden, die unter Rheuma, allgemeinen Erschöpfungszuständen, Herz- und Kreislaufproblemen litten. Thalassoanwendungen sind heute ein Ganzheitsprogramm für Körper und Seele. Die Anwendungen von Meerwasser, Algen, Schlick und Mineralstoffen sind auch im Beautybereich beliebt.

Thalasso ist die griechische Bezeichnung für Meer. Als moderne Therapieform bedeutet es die Nutzung des Meeres zur Pflege, Verschönerung und Gesundung des Menschen.

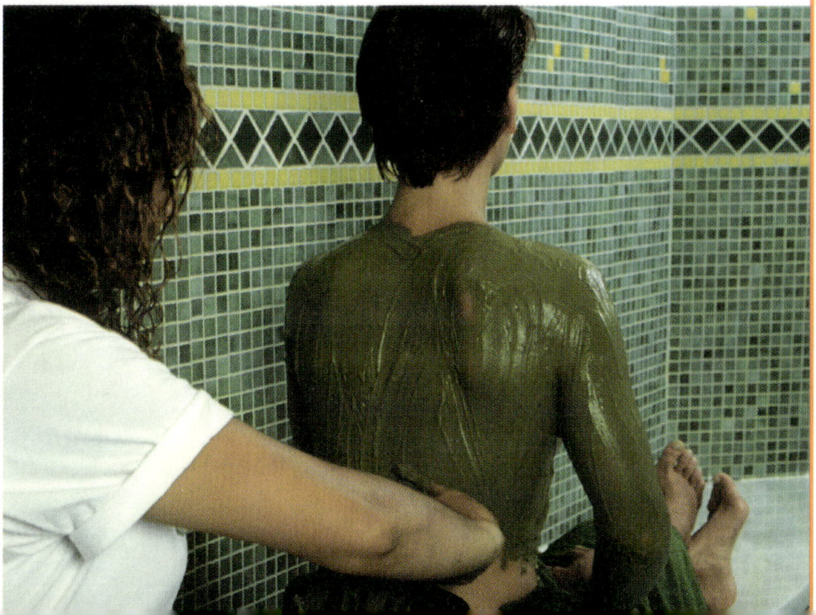

Bei einer Thalassobehandlung wird die Algenpackung nach einem Bad mit anschließendem Peeling aufgetragen. Die Poren sind geöffnet, die Duchblutung wird angeregt, und die Wirkstoffe können so gut in die Haut einziehen.

Wassertemperaturen

Die Anwendungen beruhen auf unterschiedlichen Temperaturen des Wassers. Die Regel lautet: je kälter oder je heißer – desto schneller wieder raus aus dem Wasser.

- 0 bis 6 Grad: eiskalt. Ideale Temperatur für Eiskompressen nach Sport- oder Spielplatzverletzungen wie Prellungen, Zerrungen, Verstauchungen, Blutergüssen usw. Einfach Eiswürfel aus dem Kühlschrank in ein Tuch einschlagen, eventuell etwas zerstoßen und auflegen. Darauf achten, dass keine Erfrierungen auftreten.
- 6 bis 10 Grad: sehr kalt. Geeignet für kurze Duschen oder Güsse. Wirkt erfrischend und vitalisierend. Warnhinweis: Nicht anwenden, wenn man sehr abgespannt und müde ist. Müdigkeit ist schließlich Zeichen dafür, dass unsere Körperzellen ungenügend mit Nährstoffen versorgt sind und der Stoffwechsel deshalb naturbedingt gedrosselt ist. Personen mit Neigung zu Herz-Kreislauf-Problemen sollten ihren Arzt oder ihre Ärztin konsultieren, ehe sie zu kalt (oder auch zu heiß) duschen oder baden.
- 10 bis 18 Grad: kalt. Da darf man auch schon mal eine oder zwei Minuten in der Badewanne ausharren. Gute Kontrasttemperatur nach einem heißen oder sehr warmen Bad bzw. Dusche.
- 18 bis 25 Grad: lau bis lauwarm. Eignet sich für längere Duschgänge, vor allem im Sommer, wenn es sehr heiß ist.
- 25 bis 35 Grad: heiß. Ideal für warme oder heiße Packungen bzw. gezielte Duschen auf betroffene Körperteile, die Beschwerden verursachen, wie etwa Schulter- oder Kniegelenke.
- 35 bis 45 Grad: sehr heiß bis extrem heiß. Nur kurzfristig anwenden bei stärkeren Beschwerden oder Schmerzen, wie z. B. Hexenschuss oder Ischias. Auf den Kreislauf achten.

Erwärmtes oder erhitztes Wasser ist ein Therapiemittel der ersten Wahl. Es ist unschädlich, ohne Nebenwirkungen, und wirkt dabei verlässlich auf den Körper bzw. einzelne Körperteile.

Mit Volldampf und heißem Wasser

Im Prinzip hat sich bei den Empfehlungen der alten Heilprediger von vor Tausenden Jahren und unseren modernen Medizinern nicht viel geändert. Man sollte eine gesunde, abwechslungsreiche Ernährung mit viel Obst, Gemüse und Getreide zu sich nehmen, sich viel bewegen und Entspannung pflegen. Geraten wurde von jeher auch dazu, Beschwerden mit Hilfe von Dampf- und Wasserkuren loszuwerden. Teil-, Voll- oder Dampfbäder hat es zu allen Zeiten gegeben, überliefert in Schriftensammlungen und bildlichen Darstellungen. Lediglich im Mittelalter war es verpönt, Wasser zur Körperreinigung zu nutzen.

Sich zu Hause gesund baden

Unter Balneotherapie – so lautet die wissenschaftliche Bezeichnung – versteht man die Behandlung mit Bädern, bei der man die Wirkung von Heilwässern nutzt. Da unsere Mediziner mehr und mehr zur Naturheilkunde zurückfinden, gewinnt auch diese Form der Patientenbehandlung erneut an Popularität. Jede Badewanne eignet sich dazu, und jede Anwendung lässt sich mit allerlei Zugaben ins Wasser, speziell mit wirksamen ätherischen Ölen, intensivieren.

Ein Vollbad in der eigenen Badewanne nach einem langen Arbeitstag wirkt wohltuend und entspannend.

Wirkungsweise der Badekuren

Für eine Badekur sprechen mehrere Gründe:

- Der Auftriebseffekt im Wasser führt zu relativer Schwerelosigkeit, dadurch werden Muskeln entspannt, die Beweglichkeit gefördert.
- Oberflächliche Hautgefäße werden weit gestellt, die Durchblutung verbessert, es kommt zu einer entstauenden Wirkung auf Muskeln und Bindegewebe.

- Die Pumpleistung des Herzens wird verbessert, die Herzaktivität wird positiv beeinflusst, ohne dass die Herzschlagfrequenz maßgeblich gesteigert wird.
- Außerdem wird der Stoffwechsel angeregt.

Die bei warmen oder heißen Bädern von innen ins Hautgewebe abfließende Blutmenge kann erheblich sein, sie kann bis zu eineinhalb Liter betragen. Es kommt zu einer Steigerung der Schweißreaktion und zu einer »Eindickung« des Bluts. Der pH-Wert, der Säurewert des Bluts, verschiebt sich in alkalischer Richtung. Die Darmtätigkeit nimmt zu, der Blutzuckerspiegel und auch der Spiegel an Ammoniak, ein Abbauprodukt im Eiweißstoffwechsel, sinken ab.

Badezusätze aller Art

Ein paar Tropfen ätherisches Öl ins Badewasser, die Augen schließen und sich bei meditativer Musik in eine andere Welt versetzen.

Beim Kauf medizinischer Badezusätze hat man eine reiche Auswahl. Angeboten werden Salze, Lotionen, Duftspender, Extrakte, Tees und andere Zugaben. Besonders bewährt haben sich ätherische Öle, die aus Blüten, Blättern, Wurzeln, Rinden oder Früchten gewonnen werden. Sie werden gut über die Haut aufgenommen und beim Baden übrigens auch über die Atmung, denn durch das warme Badewasser verbreitet sich der Duft besonders gut.

Badeöle zum Wohlfühlen

Anisöl, Eukalyptusöl, Fenchelöl, Fichtennadelöl, Kamillenöl, Nelkenöl, Pfefferminzöl, Rosmarinöl, Thymianöl, Wacholderbeeröl – jedes Badeöl hat seinen speziellen intensiven Duft. Je nach Konzentration, Badetemperatur und Verweildauer in der Badewanne wirken diese Öle beruhigend, entspannend, anregend, vitalisierend, schleimlösend, entzündungshemmend oder durchblutungsfördernd. Lassen Sie sich in Apotheken oder Drogerien beraten.

Sauna – Fitnessvergnügen aus dem Norden

Einmal in der Woche in die Sauna zu gehen ist für so manchen Fan des finnischen Fitnessvergnügens ein absolutes Muss. Schon die alten Griechen und Römer trafen sich vor mehr als 2 000 Jahren gerne in trockenheißen Kammern, um ausgiebig zu schwitzen. Inzwischen wird diese Heißluftbehandlung zusehends beliebter. Die Temperatur in den hölzernen Zellen beträgt zwischen 70 und 100 °C, die Luftfeuchtigkeit lediglich zwischen 5 und 20 Prozent, wodurch das Schwitzen angeregt wird.

Sauna, ein heißes Vollbad oder ein Dampfbad helfen bei schmerzhaften rheumatischen Erkrankungen, Ischias oder Hexenschuss. Sie fördern die Durchblutung und wirken entspannend auf verhärtete Muskelpartien.

Sauna in den eigenen vier Wänden

Meist besteht eine kleine Sauna im eigenen Heim aus einem Vorraum, einem Ruheraum und dem eigentlichen Baderaum, dessen Ofen von außen befeuert wird. Man bleibt etwa 10 bis 15 Minuten in der Schwitzkammer, zwischendurch sorgt ein Aufguss kalten Wassers auf die stark erhitzten Steine oder auf die Metallverkleidung des Ofens für einen Dampfstoß. Der bringt die Durchblutung des Körpers erst recht in Schwung. Anschließend wird dann abgekühlt, durch Wassergüsse oder durch ein Bad in einem Kaltwasserbecken bzw. einer Wasseranlage im Freien.

Erleben und genießen

Damit die Dampfstöße in der Saunazelle auch herrlich duften, gibt es eine Reihe von Badeölen wie Rosmarin, Melisse, Thymian, Fichtennadel, Eukalyptus und viele andere. Die Anwendung wird mehrmals wiederholt, sie kräftigt das Immunsystem, wirkt somit vorbeugend, lindernd und heilend bei Beschwerden wie Rheuma, Neuralgien, Entzündungen oder Blasenschwäche. Wer über keine eigene Sauna verfügt, findet in seiner Gemeinde reichlich Angebote zum Saunieren, in Badeanstalten, Thermalbädern oder in Fitnessstudios. Vor allem im Winter entwickelt sich der Saunagang zum Freizeitvergnügen.

Auf Nummer Sicher gehen

So ganz unbedenklich ist diese doch recht aggressive Kurzkur nicht, speziell für Frauen und Männer, die erhöhte Cholesterin- und Blutfettwerte oder Probleme mit dem Herz-Kreislauf-System haben. Deshalb sollten sich Neueinsteiger in diese Hitzeanwendungen vorher ärztlich untersuchen lassen. Im Übrigen gilt: Nach körperlichem oder mentalem Stress erst mal in Ruhe entspannen – und auch auf keinen Fall nach einer üppigen Mahlzeit in die Sauna gehen.

Weil Bakterien und Viren jeglichen Temperaturanstieg über die normale Körperwärme hinaus fürchten bzw. überhaupt nicht vertragen, wirkt das Dampfbad entzündungs- und infektionshemmend.

Fitnesskur im Dampfbad

Auf den ersten Blick scheint sich das Dampfbad von der Sauna nicht groß zu unterscheiden – der echte Dampfbadfan macht da freilich schon einen Unterschied. Dampfbaden heißt ordentlich schwitzen, der nötige Dampf wird durch Wasser in Kesseln oder auf erhitzten Steinen erzeugt, die Temperatur steigt auf mindestens 50 Grad, die Luftfeuchtigkeit ist mit 100 Prozent so hoch, dass man seinen Nachbarn durch den Nebel kaum erkennen kann.

Im Nebel schwitzen

Der Effekt des Dampfbads besteht darin, dass die Körpertemperatur um bis zu 1,5 °C ansteigt. Die Blutgefäße im Unterhautgewebe weiten sich, es kommt zu einem heftigen Blutandrang in die Haut und zu starkem Schweißaustritt. Während einer halben Stunde Dampfbad kann man schon mal locker einen halben Liter und mehr an Wasser ausschwitzen.

Mit allen Sinnen verwöhnen

In manchen Wellnessresorts oder Spas (neue Modebezeichnung für elegante Badeeinrichtungen) bietet das gute alte Dampfbad, erfüllt von feinen Duftnoten, beeindruckende Kulissen, in denen man sich wie ein römischer Caesar fühlen darf. Ursprünglich in der jahrtausendealten Thermenkultur Kleinasiens oder auch in Russland zu Hause, ist das Dampfbad heute moderner denn je. Zum Abkühlen gibt es einladende Whirlpools, Duschbrausen, Tauchbecken, Anlagen für kalte Kneippgüsse – oder ganz einfach gartenähnliche Freiluftbereiche, in denen man umhergehen kann.

Die Bäder in der islamischen Welt dienten nicht nur der Hygiene und Erholung, sondern auch der Erfüllung des koranischen Gebots der Waschungen.

Hamam – das neue Trendbad

Im Osmanischen und späteren Türkischen Reich war das gepflegte Dampfbaden schon vor 700 Jahren »in«. Inzwischen wird das türkische Badehaus Hamam bei uns immer beliebter. Es vereint Entspannung, eine gepflegte Badekultur, Massagen, Güsse und den anschließenden obligatorischen Tee zu einem Erlebnis, das zwischen einer und zwei Stunden oder auch noch länger andauert. Der Besucher erhält zur Begrüßung ein Badetuch sowie spezielle Massagehandschuhe, danach betritt er eine exotische Welt: Kuppeldach, Marmor, orientalisches Dekor, leise Musik, Dampf über kleinen Becken, in denen Wasser plätschert. Ätherische Öle breiten ihren Duft aus. Der »Tellak«, der Bademeister, übergießt den Gast mit warmem Wasser, man besteigt eines der Becken, verweilt darin, fühlt eine wohlige Ruhe in sich aufsteigen. Mit den Handschuhen massiert man sich selbst, dadurch wird die Durchblutung angeregt, die Haut gereinigt, Verspannungen gelöst. Auf Wunsch kann man sich auf einen heißen Stein legen und vom »Tellak« massieren lassen. Zum Abschluss des Besuchs im Hamam betritt man einen Ruheraum, in dem Tee gereicht wird.

Fitnesstraining im Wasserbecken.
Spaß und Spiel kommen bei den
effektiven Sportarten nicht zu kurz.

Aqua-Fitness

Die moderne Art der Gesundheitspflege

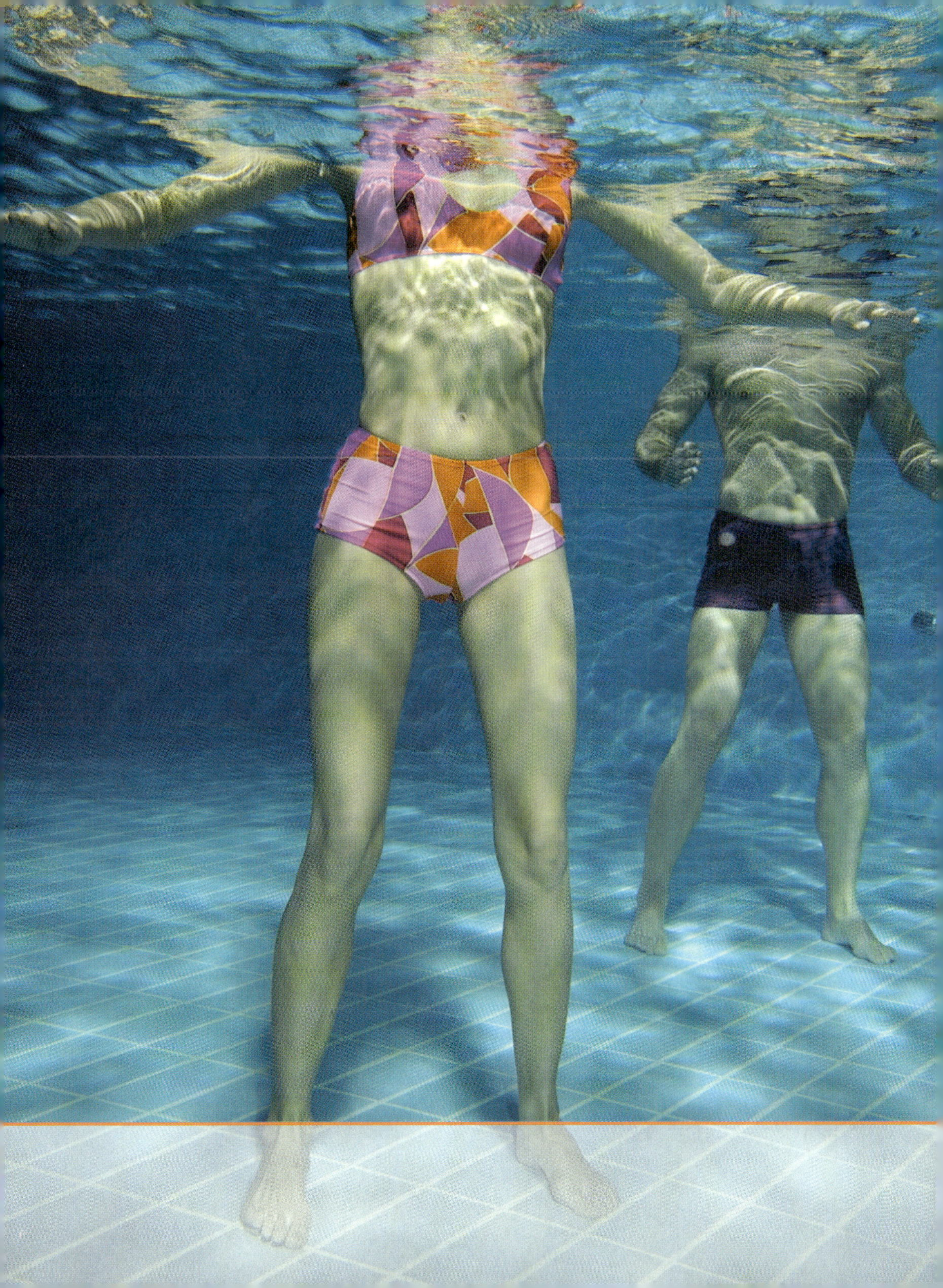

Wasser – das Medium für Sport und Schönheit

Immer mehr Fitnessprogramme werden vom Land ins Becken verlegt. Die neuen Jung-und-Schlankformeln lauten Aqua-Aerobics, Water-Jogging, Aqua-Tai-Chi, Water Balance, Aqua-Wellness usw. Vor allem in Wellnesszentren, Hotelspas, Thermalbädern, Fitnessstudios oder auch den ganz normalen öffentlichen Badeanstalten boomt der neue Trend, bringt unablässig neue Formen hervor.

Bewegung im Wasser macht Spaß

»Spa« ist eine neue Modebezeichnung für elegante Badeeinrichtungen.

Vielleicht liegt es daran, dass unsere evolutionäre Herkunft das Wasser war. Das Üben im warmen Nass eines gepflegten Beckens bereitet einfach mehr Vergnügen, als wenn man sich demselben Programm an Land unterziehen muss. Was auf festem Boden zur schweißtreibenden Strapaze werden kann, macht im Wasser Spaß und bringt außerdem in kürzerer Zeit Kondition, Muskelpower, ein herrliches Körpergefühl und mentalen Drive.

Vorteile von Wasser-Fitness

Immer mehr Menschen realisieren, dass Bewegung und Training im Wasser gut für das Wohlbefinden ist. Es gibt genügend Gründe, um vom »Festland« aufs Wasser umzusteigen, um Körper und Seele völlig neu zu entdecken:

- Auftrieb und relative Schwerelosigkeit: Unser Körper wiegt im Wasser nur ein Zehntel so viel wie an Land.
- Gelenke werden kaum oder fast gar nicht belastet. Das ist wichtig für Leute, die wegen Gelenkschmerzen Sport meiden.

Bewegung im Wasser ist für alle Familienmitglieder angebracht. Babykurse wirken sich positiv auf die Entwicklung der Kinder aus.

- Fitnessübungen im Wasser sind bei weitem nicht so verletzungsanfällig wie Aktivitäten mit festem Boden unter den Füßen.
- Im Wasser trainiert man doppelt effektiv, weil die übliche Schwerkraft fehlt, jede Bewegung also gegen den Wasserdruck vorgenommen wird. Deutlich merkt man das z. B., wenn man das Knie hebt und senkt.
- Im Wasser schwitzt man zwar auch (und mitunter ganz gehörig), aber man merkt es kaum oder gar nicht.
- Im Beckenwasser kann man aufgrund des hohen Auftriebs Übungen machen, die an Land nicht möglich sind und an das Auf- und Abschweben eines Astronauten auf dem Mond erinnern.
- Weil man nur leicht bekleidet ist, hat die Haut unmittelbaren Kontakt mit dem Wasser.
- Die Luft über dem Wasser ist sehr reich an Sauerstoff, ähnlich wie Waldluft. Je nach Spezialbad ist sie zusätzlich angereichert mit gesunden Jod-, Sole-, Fluorid- oder anderen Ionen.
- Im Wasser wird der Körper ergiebiger durchblutet als an Land.
- Selbst warmes Wasser wirkt noch kühlend auf die Haut, erleichtert das Trainingsprogramm.
- Körperlich Untrainierte haben im Becken zudem den Vorteil, dass sie selbst bei unbeholfenen Gymnastikübungen nicht beobachtet werden können. Wasser macht weitgehend unsichtbar.

Geheimnis des Trainingserfolgs

Moderne Sportphysiotherapeuten müssen ihre Athleten möglichst rasch in Form bringen. Dasselbe gilt für Rehaspezialisten, denen Patienten zur möglichst schnellen Gesundung anvertraut werden. »Ohne Wasser geht gar nichts mehr«, erklären Sportärzte. Das Prinzip: Im Wasser lassen sich Gelenke schonender trainieren und Muskeln bis ums Vierfache schneller aufbauen als bei einem entsprechenden Übungsprogramm auf dem Trockenen. Das Geheimnis liegt in dem

Umstand, dass Wasser dichter ist als Luft, der Bewegung des Körpers also einen größeren Widerstand entgegensetzt. Dieses Widerstandstraining lässt sich potenzieren, wenn man zusätzlich eines der bunten und preiswerten Übungsutensilien, die meist aus Schaum bestehen, mit ins Becken nimmt. Sie verleihen dem Training auch eine Komponente von Spiel und Spaß.

Die Verletzungsgefahr bei Übungen im Wasser ist wesentlich geringer als an Land.

An Land üben bringt nur die Hälfte

Das Training im Wasser bietet viele Vorteile gegenüber dem »trockenen« Training an Land.

- **An Land, etwa in Joggingschuhen oder auf dem Mountainbike, unterliegen wir der Schwerkraft. Wenn wir eine Hantel heben, ist dies viel anstrengender, als wenn wir das Gerät wieder auf den Boden absenken, denn da erleichtert uns die Schwerkraft die Arbeit.**
- **Beim Laufen kostet das Abstoßen vom Boden Kraft, die Beinmuskeln erholen sich in der kurzen Phase, bevor sich der Fuß wieder auf den Boden absenkt.**
- **Diese Art der Bewegung kennt ein Fisch nicht. Wenn sich ein Walfisch mit der Kraft seiner mächtigen Schwanzflosse vorwärts schnellt, sorgt die Flosse beim Abtauchen ebenso für Vortrieb wie beim Hochschieben. Jedes Mal funktioniert die Bewegung gegen den Widerstand des Wassers. Es ist doppelte Arbeit, sie komprimiert und potenziert die Muskelleistung auf ideale Weise.**
- **Diesen Mechanismus können wir uns zunutze machen, wenn wir unseren Körper im Wasser trainieren. Zwanzig Minuten Aqua-Aerobics, Wasser-Joggen oder irgendeine andere Übung im Wasser bauen Muskeln oft doppelt bis viermal so schnell auf wie Training im trockenen Gym. Dies ist vor allem für Leute interessant, die schnell und nicht erst nach einigen Monaten fit sein wollen.**

Ausgeglichenes Training

Im Wasser wird jeweils nicht nur eine Muskelgruppe belastet und auf diese Weise trainiert, sondern meist auch die entgegengesetzte. Ein Beispiel: Wir stehen bis zum Hals im warmen Beckenwasser und heben den rechten Arm mit flach gestellter Hand zügig nach oben. Dabei wird der Bizepsmuskel des Oberarms belastet. Wir senken den Arm zügig ab, bis die Hand auf dem Oberschenkel anliegt. Bei dieser Übung wird nun auch der entgegengesetzte Oberarmmuskel, der Trizeps, trainiert. Die gleiche doppelte Trainingswirkung erreichen wir, wenn wir etwa ein Bein ausgestreckt bis parallel zur Wasseroberfläche anheben, dann wieder absenken. Oder wenn wir ein Bein seitlich ausstellen, danach wieder neben das andere Bein zurückführen.

Aqua-Training ist für alle zu empfehlen. Selbst Übergewichtige fühlen sich wohl, da man das Körpergewicht im Wasser geringer empfindet.

Kurze Trainingseinheiten

Mit Hilfe von nur wenigen Einheiten und lediglich zwanzig Minuten Trainingsdauer lässt sich auf diese Weise der gesamte Körper herrlich durcharbeiten. Belastung und Muskelaufbau sind nie einseitig auf ein Muskelbündel begrenzt. Man steigt erfrischt aus dem Wasser, der Körper ist gestrafft, man fühlt sich körperlich fit und ist mental besser drauf.

Der Auftrieb im Wasser

Krokodile fühlen sich im Wasser wohl, unter dem Schub des kräftigen Ruderschwanzes gleitet die mächtige Panzerechse geschmeidig daher. Kaum kriecht so ein schweres Schuppentier aber an Land, schleppt es sich auf seinen Pratzen nur noch mühsam voran. Da fehlt es ganz einfach am Auftrieb, das Krokodil wiegt an Land zehnmal mehr als im Wasser. In einem trüben Tümpel kann ein Jungkrokodil seine Muskeln prächtig trainieren, an Land wäre dies unmöglich.

Den Auftrieb zum Trainieren nutzen

Auch wir Menschen können den Auftrieb im Wasser nutzen, um Muskelgruppen gezielt und dynamisch aufzubauen. Unser Körper hat schließlich ein niedrigeres spezifisches Gewicht als Wasser, fühlt sich deshalb im Wasser wohl. Diesen Effekt haben sich die Toptrainer und Sportphysiologen längst zu Eigen gemacht. Aufwärtsbewegungen, wie beispielsweise Sprünge, werden im Wasser erleichtert, Abwärtsbewegungen wie z. B. Kniebeugen erschwert. Unser Knochen- und Muskelapparat funktioniert dementsprechend im Wasser umgekehrt wie an Land. Deshalb ist Aqua-Training eine optimale Ergänzung für körperliche Aktivitäten, wie wir sie an Land täglich ausgesetzt sind. Zudem ist die Belastung für die Gelenke weitaus geringer als an Land.

Im ruhigen Meerwasser zu treiben vermittelt ein angenehmes Gefühl der Schwerelosigkeit.

Den Widerstand des Wassers nutzen

Der einzigartige Vorteil des nassen Elements beim Körpertraining ist sein Widerstand. Wenn wir im Beckenwasser stehen, bietet Wasser keinerlei Widerstand. Bei sanften Bewegungen, etwa von Armen und Beinen, entsteht jedoch ein feiner Sog und eine leichte Gegenwirkung, mehr eine Art Massage als Gymnastik. Je rascher Bewegungen ausgeführt werden, desto mehr »stemmt« sich das Wasser gegen den Ausführenden, der Kraftaufwand wird spontan erhöht. Wasser selbst bietet schließlich gar keinen Widerstand, sondern der entsteht erst dann, wenn wir uns voranbewegen. Wir können diesen Widerstand selbst bestimmen, nicht anders, wie ein Gewichtheber beliebig Hanteln auflegen kann, um den Widerstand seines Sportgeräts zu erhöhen und somit die Muskeln mehr zu belasten. Im Gegensatz zur Hantelarbeit lässt sich der Wasserwiderstand stufenlos regulieren. Aqua-Training eröffnet damit neue Möglichkeiten: Kein Gerät ist nötig, um die Trainingsleistung zu intensivieren oder zu drosseln.

Den Auftrieb für einen vitalen Body nutzen

- **Pool-Nudeln und Pool-Hanteln aus Schaumstoff lassen sich prächtig zum Aufbau leistungsfähiger Muskeln nutzen, wenn man sie im Wasser nach unten drückt – also gegen den Auftrieb.**
- **Ebenso kann man Metallhanteln fürs Training verwenden. Sie lassen sich im Wasser viel leichter anheben als auf dem Trockenen.**
- **Schaumstoffhanteln verschiedener Formen und Größen lassen sich an allen Gliedmaßen anbringen. Damit ausgerüstet, kann man sich im Stil eines modernen Walkings durch das Becken bewegen.**
- **Bauch rein, Schultern raus – dafür gibt es nichts Besseres, als bei Übungen den Wasserauftrieb zu nutzen. Eine schlechte Körperhaltung mit hängenden Schultern und schlaffem Bauch entsteht oft dadurch, dass die Rückenmuskulatur zu schwach ist. Die Schwerkraft senkt Schultern und Bauch. Im Wasser hingegen wirkt der Auftrieb straffend auf den Oberkörper, da lässt sich eine optimale Körperhaltung spielend halten. Zwanzig Minuten lang aufrecht durchs Wasser gehen – und man klettert in besserer Haltung über die Beckenleiter nach draußen.**

Wasser soll uns umschmeicheln

Wasser hat eine etwa 250fach höhere Dichte als Luft – bezogen auf den Aufenthalt in mittleren Höhen. Theoretisch lässt sich dieser Widerstand um das Zwanzigfache und mehr steigern – etwa wenn wir von einem 20-Meter-Turm oder noch viel größerer Höhe ins Beckenwasser springen. Da kann Wasser bekanntlich sehr hart sein, der Widerstand des nassen Elements richtig weh tun und sogar Verletzungen verursachen. Bei langsamen Bewegungen hingegen umströmt das Wasser den Körper in sanfter, fast zärtlicher Berührung.

Aqua-Fitness vermittelt gute Laune. Dank der bunten Trainingshilfen muten die vielen Übungen wie Spiele an.

Bunte Trainingshilfen

Auch Trainingsgeräte fürs Wasser – so genanntes Water-Equipment – können den Widerstand erhöhen. Sinn und Zweck dieses Water-Equipments ist es, den Wasserwiderstand noch weiter zu potenzieren. Je nach Einsatz und Kraftaufwand lassen sich gewohnte Fitnessprogramme auf dem Trockenen bei gleichem Erfolg um bis zu 80 Prozent verkürzen.

Zu solchen Trainingshilfen gehören beispielsweise Schaumstoffhanteln oder Pool-Nudeln, die man ins Wasser eintaucht, bzw. Metallhanteln, die man im Becken anhebt. Ihr Vorteil liegt darin, dass man seine Übungen im Stehen ausführen kann, sich nicht vorwärts bewegen muss, dabei trotzdem Wasserwiderstand und Trainingsleistung nach Belieben modifizieren kann. Derlei Geräte eignen sich also speziell für belebtere Pools, die einem weniger Platz bieten. Schaumstoffhanteln lassen sich an allen Gliedmaßen anbringen, beispielsweise mit Klettverschluss. Auf diese Weise kann eine aktive Wanderung im Stil modernen Walkings durchs Becken in zwanzig Minuten Wunder am eigenen Körper bewirken – vor allem dann, wenn man untrainiert mit Water-Aerobics beginnt.

Sportgeschäfte bieten eine große Auswahl an »Water-Equipment« für den Aqua-Sport.

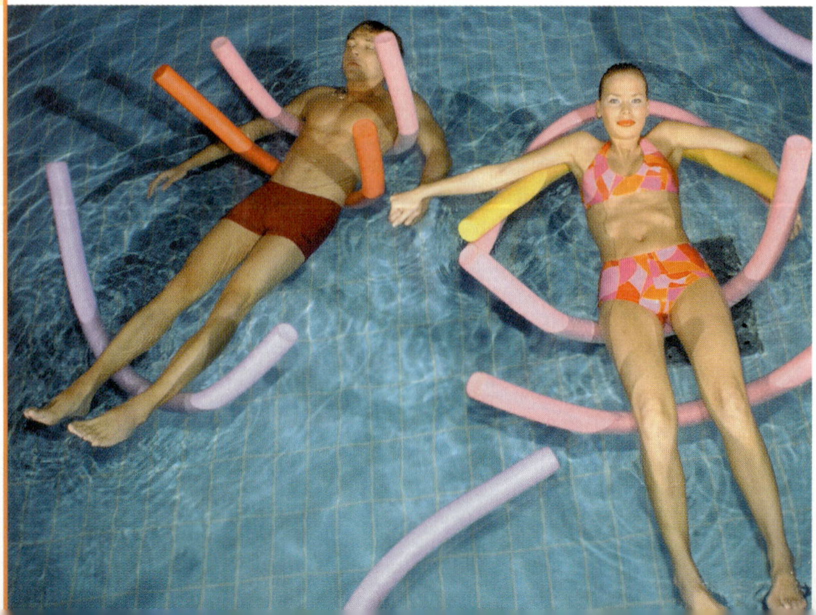

Pool-Nudeln sind etwa 1,60 Meter lang und sind eine effektive Hilfe bei der Aquagymnastik.

Wasser-Tools

▸ Handhanteln: Sie sind meist aus farbigem Schaumstoff. Auch im flachen Wasser lassen sie sich gut benutzen, um den Auftrieb gegen Unter- und Oberarme zu verstärken. Sie haben entweder einen Griff oder lassen sich mit Klettverschluss um die Handgelenke schnallen. Mit Metallhanteln oder -gewichten kann man ebenfalls ausgezeichnet Unterwassergewichtheben üben.

▸ Fußhanteln: Sie sind aus Schaumstoff und werden um die Knöchel geschnallt. Ein rascher Walk durch ein 20-Meter-Becken kann da ganz schön in die Waden und Beine gehen. Es gibt aber auch Fußhanteln aus gummiumpacktem Metall zum Umschnallen um die Waden. Diese sind ideal zum Training der Bauchmuskeln, wenn man sich mit dem Rücken zur Beckenwand mit den Oberarmen an der Umfassung einhängt und die gestreckten Beine anhebt und senkt.

▸ Wasserhandschuhe: Sie sind meist grob gewebt, verstärken den Widerstand ganz erheblich, vor allem bei gespreizten Fingern. Dies führt zu schnelleren und besseren Trainingsergebnissen.

▸ Wasserschuhe: Sie geben besseren Halt auf dem Beckenboden, erhöhen bei Fitnessprogrammen den Widerstand gegen das Wasser.

▸ Wasserplattform: Solche Plattformen kann man auf den Beckenboden absenken und darauf z. B. »Treppen springen«.

▸ Paddeln: Diese Geräte sehen aus wie Tischtennis- oder Badmintonschläger, sind aber aus Schaumstoff und lassen sich für alle erdenkbaren Aquafit-Übungen nutzen.

▸ Pool-Nudeln: Die langen farbigen Würste aus Schaumgummi haben längst den Einzug in unsere Thermal-, Gemeinde- und Hotelbäder gefunden. Kinder nutzen sie auch gerne als Spielzeug.

Seitdem Wasser als ideales Element für körperliche Ertüchtigung neu entdeckt wurde, gibt es auch immer mehr kleinere und größere Fitnessinstrumente, mit deren Hilfe sich der Körper rascher straffen, entfetten und muskulöser gestalten lässt.

Trendige Wasserübungen

Spezielle Wasserbrillen schützen vor Spritzern. Für Kurzsichtige gibt es sogar geschärfte Gläser, um nicht auf die gewohnte Sehschärfe verzichten zu müssen.

Moderne Fitnessprofis bezeichnen die Übungen mit und gegen den Wasserauftrieb als hydrodynamisch. Sie sind charakteristisch für einen entscheidenden Unterschied des Trainierens an Land oder im Wasser: Wer mit Hanteln, Mountainbike, Joggingschuhen oder dem Ruderboot unterwegs ist, ist oft der Meinung, Muskeln müssten weh tun, bis sich die neue Kondition einstellt. Und nicht selten ist es ja auch so. Trainer treiben ihre Zöglinge oft bis an die Schmerzgrenze an, um die Leistung zu steigern – auf dem Fußballplatz ebenso wie im Boxring, der Volleyballhalle oder beim Seilspringen. Im Auftrieb des Wassers gibt es die Schmerzgrenze nicht oder kaum. Muskelkater ist weitgehend unbekannt. Trainingseinheiten sind kürzer als an Land. So entstehen Übungen, die Spaß machen, man darf sogar planschen, wie Kinder es tun. Water-Aerobics ist der ideale Weg zurück in die eigene Jugend oder Kindheit, belebend, erfrischend für Körper und Seele.

Kein lästiges Schwitzen

Das Unangenehme beim Sporttreiben ist nicht selten das Schwitzen. Besonders an den Handflächen, Achselhöhlen, Fußsohlen und in der Leistengegend werden die Schweißdrüsen dann besonders aktiv. Natürlich schwitzt man im Wasser ebenso, insbesondere bei warmem Beckenwasser. Nur merkt man es nicht oder kaum. Dies ist ein weiterer Unterschied zu den oft unvermeidbaren Muskel- oder Gelenkbeschwerden beim sportlich geprägten Training an Land.

Schweiß kühlt die Haut

Immer wenn wir unseren Körper aktiv betätigen, steigt die Stoffwechselrate, 70 Billionen tüchtige Körperzellen verheizen mehr Energie (die für die Muskelarbeit schließlich gebraucht wird), die Körperwärme steigt. Aber wohin mit der überschüssigen Hitze? Am besten raus auf die über zwei Quadratmeter große Oberfläche der Haut. Schweiß entsteht, der kühlend wirkt – so wird die normale, gesunde Körpertemperatur aufrechterhalten. Im Wasser wird Hautwärme je nach Temperatur bis zu zwanzig Mal schneller nach außen abgegeben als bei Trainingsprogrammen auf dem Trockenen. Deshalb kann ein Körper durch dynamisches Schwimmen im Wettbewerbstempo in kaltem Wasser bereits innerhalb weniger Minuten extrem auskühlen.

Jeder sollte mal die Gelegenheit wahrnehmen, an Wassersport teilzunehmen. Schwimmbäder bieten immer wieder mal Schnupperstunden an.

Training im angenehm warmen Wasser

Gemäßigtes Aqua-Training findet bei den normalen Beckentemperaturen von etwa 25 bis 31 °C statt und damit bei meist mehr als 10 °C unter der Temperatur des Körpers. Das ergibt einen idealen Kühleffekt, der durch strömende, gleitende Bewegungen der Gliedmaßen und des Körpers unter Wasser noch verstärkt wird. Dass man geschwitzt hat, kann man hinterher auf der Waage ablesen, was verloren ist, ist zunächst natürlich nur Wasser. Doch der Stoffwechsel ist und bleibt angekurbelt – in den Stunden danach kommt es deshalb auch zur Lipolyse, zur Freisetzung von Fettgewebe aus den Speckdepots an Bauch, Hüften, Po und Oberschenkeln.

Unsere individuelle Fitness

Für jeden Menschen bedeutet Fitness etwas Persönliches, auf seine individuelle genetische Substanz Abgestimmtes. Nicht jeder ist von seinem Körperbau her prädestiniert, ein Bodybuilder zu werden. Das neue Schlagwort lautet »Body Composition«: Fett abbauen, den Anteil der fettfreien Körpermasse optimal erhöhen. Wer körperlich untrainiert oder übergewichtig ist, sollte sich Ziele setzen und diese mit Hilfe von Aqua-Training innerhalb 90 Tagen erreichen.

Fitnessziele, mit Aqua-Training in 90 Tagen erreichbar

- Insgesamt 100 Prozent mehr Muskelmasse
- 20 Prozent mehr Bindegewebe
- Eine um mindestens 10 Prozent höhere Knochendichte
- 40 Prozent mehr Knorpelmasse
- 30 Prozent mehr Synovialflüssigkeit (Gelenkschmiere)
- 40 Prozent mehr Ribosomen (Produktionsstätten für Zellproteine)
- 40 Prozent mehr Mitochondrien (vitalisierende Energiebrennkammern, in denen Glukose und Fett verheizt werden)

Muskeln, die im Wasser entwickelt werden, bleiben geschmeidig. Sie blähen sich nicht zu den oft wenig ansehnlichen Wülsten auf, wie man sie in Fitnessstudios oder bei Schönheitswettbewerben öfter sehen kann.

Erfolg durch Ausdauer

Die Übungsbeispiele der Seiten 150 bis 159 reichen – bei entsprechendem Trainingsfleiß in den veranschlagten 90 Tagen – aus, um die in dem oben stehenden Kasten aufgeführten Ziele zu erreichen. Voraussetzung ist allerdings, dass man seine Ernährung auf eine gesunde Basiskost mit viel Obst, Gemüse, Rohkost und Salat umstellt und das Trainingsprogramm im Wasser regelmäßig durchführt.

Fitnessprogramme im Wasser

Noch nie gab es so viele Fitness- und Funsportarten wie heute. Geübt wird mit Vorliebe auch im Wasser, nachdem sich herausgestellt hat, dass körperliche Ertüchtigung im Warmwasserbecken mehr Vergnügen bereitet und außerdem wirksamer sein kann. Thermal-, Erlebnis- und andere Bäder locken Gäste in die neuen Paradiese des Körpertrainings. Dabei entstehen ständig innovative Formen von Fitnessprogrammen, die einzeln oder in Gruppen ausgeführt werden.

Aqua-Walking

Bei dieser Bewegungsform marschiert man ganz einfach mehr oder weniger zügig durch den Widerstand, den das Wasser bietet. Je schneller es vorangeht, desto mehr Muskelkraft wird benötigt, weil schließlich die hinter Po und Kniekehlen auftretende Sogwirkung den Trainingseffekt zusätzlich steigert. Idealerweise werden diese Übungen im flachen Teil des Beckens ausgeführt.

Viele Fitnessstudios und öffentliche Schwimmbäder bieten Kurse zu Fitness im Wasser an. Erkundigen Sie sich.

Aqua-Jogging

Bei diesem Bewegungsablauf wird das Vorankommen quer durchs Becken schon mühsamer. Dies geht mächtig in die Beine – aber man darf ja schon nach einer Minute eine Verschnaufpause einlegen. Das ist anders als auf dem Trockenen, beispielsweise beim Joggen über lange, mitunter ganz schön anstrengende Laufstrecken.

Aqua-Jumping

Dies ist im Prinzip dasselbe wie Aqua-Jogging, nur dass man sich jetzt im Wasser mit Hilfe seiner Muskelkraft vorwärts schnellt. Oder auch rückwärts. Auch das Hochspringen darf geübt werden, dabei stößt man sich kraftvoll vom Beckenboden ab. Diese neuen Übungen werden als »Aqua-Power« oder auch als Plyometrics oder plyometrische Übungen bezeichnet.

Aqua-Aerobics

Diese fettschmelzende Trainingstechnik wird auch als Water-Aerobics, Wasser-Aerobics oder Aqua-Robics bezeichnet. Dabei geht es um anhaltende Muskelbelastung, die die Herztätigkeit aktiviert, den Kreislauf und die Fettverbrennung in Schwung bringt. Tüchtiges Aqua-Walking oder Aqua-Jogging sind dementsprechend auch wasseraerobe Fitnessübungen.

Aquanastik

Bei diesem Begriff gibt es kein großes Rätselraten – es handelt sich einfach um die Kombination von Aqua (= Wasser) und Gymnastik. Moderne Bezeichnungen locken eben mehr Ertüchtigungsfans ins Beckenwasser als die alten Namen aus Turnvater Jahns Zeiten. Es muss ja nicht gleich die olympische Disziplin der Wassergymnastik sein – die Übungen sollen die Leistungsfähigkeit erhöhen, die Beweglichkeit steigern und Spaß machen.

Viele Übungen werden im Stehen ausgeführt. Das ist ein Vorteil, wenn der Platz im Becken begrenzt ist.

Aquatics

Unter diesem Begriff werden meist Aufbauprogramme für Rehapatienten angeboten, ebenso Therapiemaßnahmen in der Krankengymnastik, beispielsweise bei Arthritis, degenerativen Gelenkerkrankungen oder Muskelrheuma.

Aqua-Tai-Chi

Die anmutigen fließenden Bewegungen dieser sanft-entspannenden Körperübungen lassen sich im Wasser noch vollendeter zelebrieren als an Land. Ein Minimum an Muskelaufwand bringt ein Optimum an Haltung und mentaler sowie körperlicher Fitness. Auch Aqua-Chi-Gong oder Wasser-Yoga werden zunehmend populärer.

Water-NIA

NIA bedeutet Neuromuskuläre Integrative Aktion. Diese Kombination vollendeter Tanzelemente kommt aus Amerika zu uns, und nun auch direkt in unsere Pools. Man tanzt zu Musik für sich selbst oder in der Gruppe und darf dabei nach Belieben improvisieren, also gewissermaßen das Wasserbecken tanzend für sich entdecken. In spiritueller tänzerischer Anmut führt NIA zur Wiederentdeckung des eigenen Ichs. NIA ist Esoterik oder Spiritualität im Wasser.

Aqua-Shiatsu

Auch diese japanische Bewegungsmethode, bekannt auch als Zen-Shiatsu, hat den Weg ins Wasser gefunden und heißt hier Water-Shiatsu, oder kurz Watsu. Dabei geht es um sanfte, fließend-harmonische Bewegungen, die entspannend und meditativ beseelend wirken. Diese Form der Körpertherapie beruht auf dem chinesischen Wissen über die Meridiane (Energiebahnen) im Körper. Durch Schwimmhilfen und einen Therapeuten gehalten, spürt man die Schwerelosigkeit, und die Bewegungen werden fließend.

Shiatsu bedeutet Fingerdruck. Durch sanfte Massage werden die Energielinien im Körper aktiviert, Verspannungen lösen sich, und Schmerzen nehmen ab.

Aqua-Pilates

Esoterik oder Spiritualität im Wasser – bei den Pilates-Übungen geht es nicht um große Muskelpakete, sondern darum, in sanfter Meditation sein persönliches Kraftzentrum zu finden. Es sitzt in der Körpermitte, von ihm strahlt alle Lebensenergie aus. Das stressfreie Training kräftigt gerade im Wasser Bauch-, Bein- und Armmuskeln, erhält sie aber weich und geschmeidig.

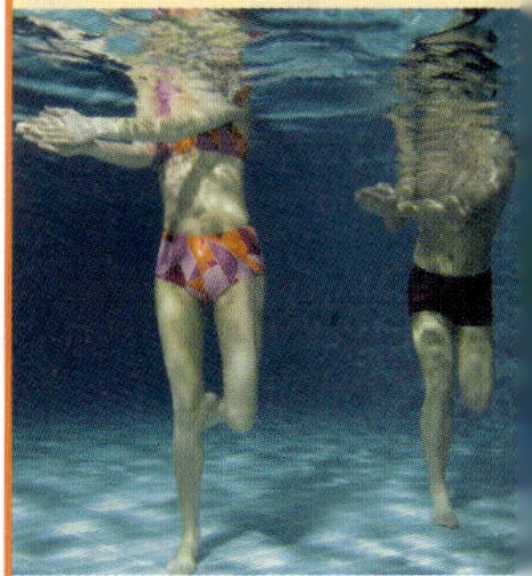

Mit Aqua-Fitness kann jeder jederzeit beginnen.

Andere Aqua-Programme

Manager moderner Hotelspas ebenso wie die Betreiber großer Erlebnisbäder sind schon sehr erfinderisch, wenn es darum geht, mit interessant klingenden Angeboten Gäste und neue Kunden auf sich aufmerksam zu machen. Von Aqua-Wellness und Aqua-Rücken bis hin zu Aqua-BBP (Beine, Bauch, Po) und Aqua-Senior wird so ziemlich alles geboten, was vitaler, gesünder und schöner macht. Dagegen ist auch nichts einzuwenden. Im Gegenteil, je mehr Leute auf die Vorteile der Bewegungs- und Trainingsmöglichkeiten im Wasser aufmerksam gemacht werden, desto besser wird die Gesundheitsvorsorge der Bevölkerung. Außerdem tragen Aqua-Programme auf angenehme Art zum körperlichen Wohlempfinden bei.

Zehn Übungen im Aqua-Style

Seit Beginn des neuen Jahrtausends entwickeln Sportphysiologen völlig neue Konzepte zum Aufbau von Muskelgruppen, für eine perfekte Körperhaltung, für einen kräftigeren Körperbau und mehr Flexibilität bzw. Geschmeidigkeit. Dabei helfen Analyse- und Messverfahren, mit denen sich die Reaktion von Zellen und Gewebe auf gezielte Trainingsmaßnahmen genau beobachten lässt.

Die 10 Übungen von AquaStyle sind Teil eines Water-Balance-Programms, das auf wissenschaftlichen Erkenntnissen beruht. Es kräftigt und verjüngt den Körper von außen.

In kurzer Zeit ein schöner Körper

Die Folge sind konzentriertere, kompaktere Übungsprogramme, wie sie etwa in Gyms und Fitnessstudios an Hightechmaschinen erzielt werden. Neu ist die Erkenntnis, dass sich derlei Programme, beispielsweise für den Muskelaufbau, im warmen Wasser noch effizienter gestalten lassen – und zwar ohne die Häufung von kleinen und größeren Sportverletzungen, die in großen Gyms durch nicht korrektes Ausführen der Übungen mitunter passieren. Über Zerrungen, Stauchungen, Prellungen, Verrenkungen, Muskelrisse, Knorpelschäden, Blutergüsse, Hautabschürfungen oder Wunden berichtet so mancher Studiogast – trotz Betreuung und Aufsicht geschulter Trainer. Beim Kraft-, Flexibilitäts- oder Ausdauertraining im warmen Wasser kommt es hingegen fast nie zu körperlichen Schäden.

Rückkehr zur Natur

Außerdem basiert Aqua-Training auf einfachsten natürlichen Bewegungen wie Gehen, Laufen, Klettern, Hüpfen, Heben, Strecken usw. Es ist die wissenschaftlich gesicherte Rückkehr zum genetischen Training. Auftrieb, Widerstand und Sogwirkung sind die Elemente, mit denen sich Übungen präzise dosieren lassen. So wie wir als Kinder oder Heranwachsende unseren Körper entwickelt und gekräftigt haben, können wir es jetzt wieder im Wasser tun. Wer gedanklich noch weiter zurückgehen will, führe sich nur vor Augen, dass jedes neue Menschenleben auch im Wasser aufwächst. Das Fruchtwasser schirmt das Kind im Mutterleib gegen Druck und Stöße von außen ab. Wasser begleitet uns daher das ganze Leben lang. Wer den Kontakt zum Wasser bisher nicht ausdrücklich gesucht hat, der kann sich jetzt dank AquaStyle mit viel Spaß und Entspannung eine neue Welt erschließen.

Je mehr man den Widerstand und die Sogwirkung des Beckenwassers nutzt, umso schneller stellt sich der Erfolg ein.

Gemäß neuesten Forschungen

AquaStyle fasst die Erkenntnisse moderner Wasserphysiologen und Sporttrainer aus den USA in zehn einfachen Übungen zusammen, die jeweils nur eine Minute lang ausgeführt werden. Durch schneller aktivierte Bewegungen erhöhen sich Wasserwiderstand und Sogwirkung – die Übung selbst bleibt dieselbe. Muskel-, Knochen- und Knorpelaufbau, Durchblutung usw. aber werden beschleunigt. Was man übrigens im Wasser gar nicht so rasch mitkriegt: Der mentale Zustand wird mittrainiert. Schon nach wenigen Wochen spürt man bereits den Erfolg – man fühlt sich jünger und ist körperlich und seelisch wesentlich besser drauf.

Kurze Trainingseinheiten

Alle auf den folgenden Seiten gezeigten Übungen dauern 60 Sekunden. Ideal werden sie in der Reihenfolge 1 bis 10 ausgeführt. Wer jedoch gerne einzelne Muskelgruppen bevorzugt trainieren möchte (wie z. B. die Bauch- oder Rückenmuskeln), kann sich auf spezielle Übungen konzentrieren. Um den Körper aufzuwärmen, sollte man jedoch immer mit den beiden ersten Übungen beginnen. Zwischen den Übungen jeweils 1 Minute Pause einlegen.

Übung 1: Wassergehen (Aqua-Walking)

Sinn und Zweck:

Den Körper aufwärmen. Die Übung ist ideal als Einstieg in jede Trainingseinheit. Sie kräftigt die Muskulatur von Armen, Lenden, Oberschenkeln und Waden. Außerdem kurbelt sie den Kreislauf an und bereitet den Körper auf die folgenden Übungen vor.

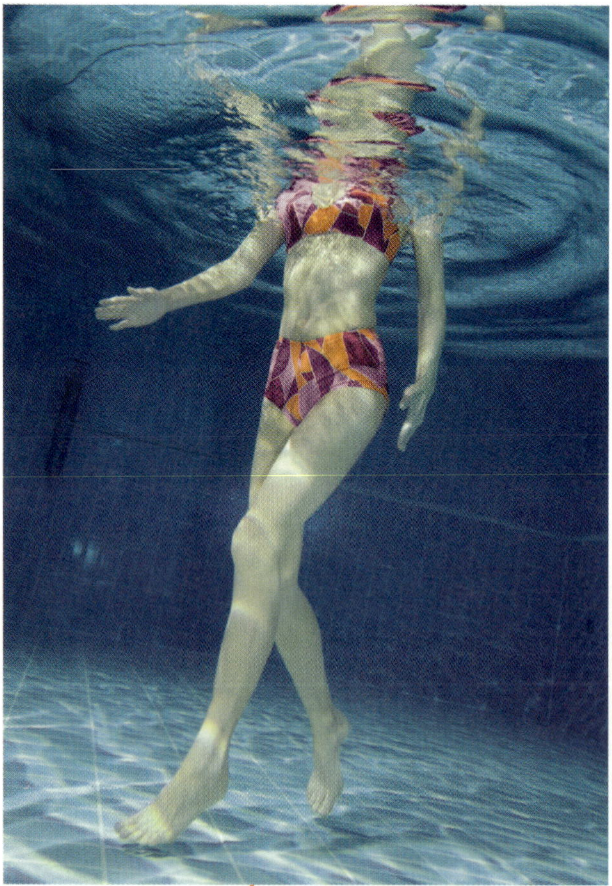

So geht's:

Im brusthohen Wasser aufrecht hinstellen. Ein Bein anheben, strecken und einen Schritt nach vorne machen. Das zweite Bein anheben, strecken und einen weiteren Schritt nach vorne machen. Auf diese Weise durch das Wasser schreiten. Die Arme bewegen sich dabei kräftig mit, indem sie sich weit vorstrecken wie beim Skilanglauf.

Dauer der Übung: 60 Sekunden.

Wie bei jeder anderen Sportart ist das Aufwärmen auch beim Aqua-Fitness sehr wichtig. Diese Übung ist ein guter Einstieg.

Übung 2: Widerstandsgehen

Sinn und Zweck:

Den Körper noch mehr aufwärmen. Bei dieser Übung werden insbesondere die Becken- und Lendenmuskulatur sowie der Quadrizeps, der große Streckmuskel am Oberschenkel, aktiv trainiert.

So geht's:

Wie in Übung 1 im brusthohen Wasser aufstellen. Diesmal schließen sich jedoch die Hände um die Hüftknochen. Beim Voranschreiten mit leicht angewinkelten Beinen erhöht sich der Widerstand des Wassers stark. Gegen diesen Widerstand werden die Beine ebenso bewegt wie gegen die jetzt wesentlich stärkere Sogwirkung durch die Wasserverwirbelung hinter den Beinen und dem gesamten Becken.

Dauer der Übung: 60 Sekunden.

Das Widerstandsgehen wird im Englischen als Resistance Walking bezeichnet. Es fördert die Durchblutung des ganzen Körpers.

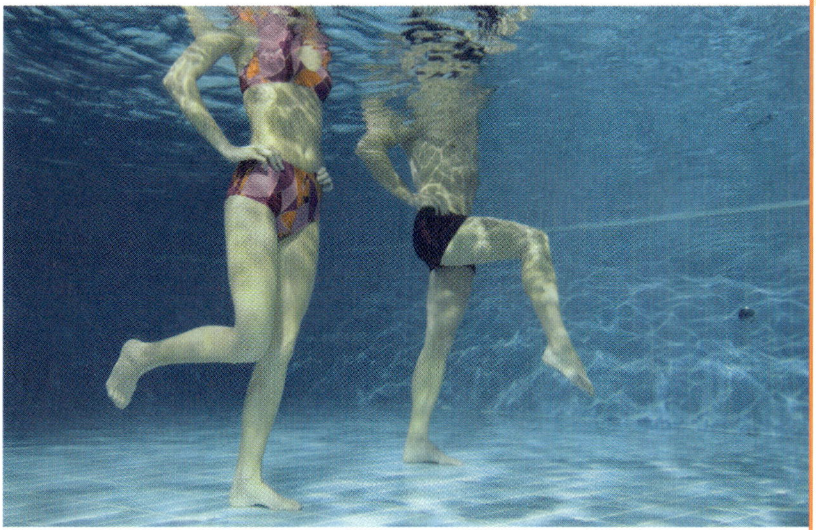

Die Übung trainiert besonders die Beinmuskulatur.

Übung 3: Aqua-Jogging

Sinn und Zweck:

Den Körper in Schwung bringen. Diese Übung trainiert praktisch die gesamte Körpermuskulatur kräftig, insbesondere im Bereich von Hüften, Po und Oberschenkeln. Innerhalb einer Minute wird der Zellstoffwechsel »hochgefahren« und der Kreislauf gehörig angekurbelt.

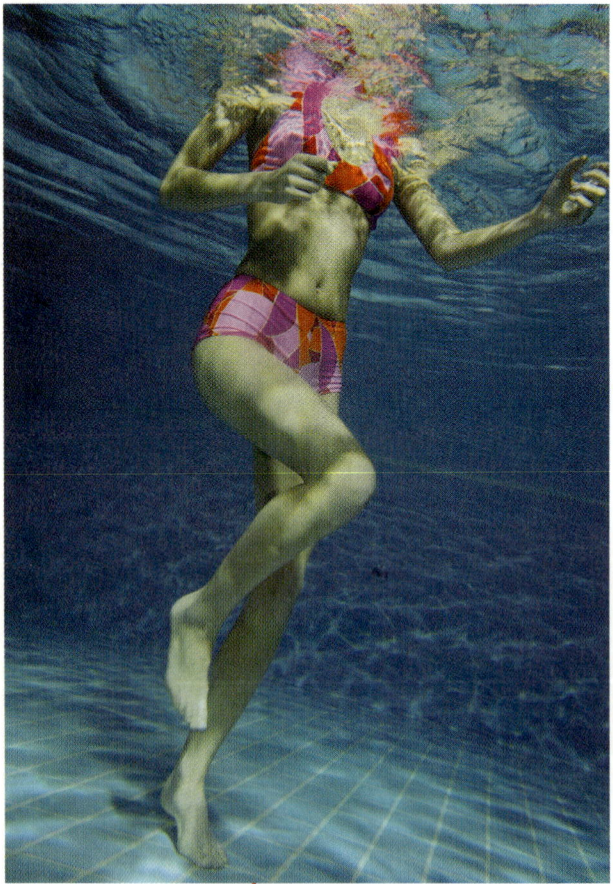

So geht's:

Im Prinzip einfach losrennen und weite Strecken zurücklegen. So einfach wie in Joggingschuhen an Land kann man im Wasser aber nicht losrennen. Der ganze Körper stemmt sich gegen den Widerstand des Wassers, während der wirbelnde Sogstrudel hinten an einem zerrt.

Dauer der Übung: 60 Sekunden.

Die Aqua-Style-Übungen verbessern Ausdauer und Kraft, ohne Gelenke und Sehnen zu belasten.

Übung 4: Kniebeugen

Sinn und Zweck:

Bauch, Po und Haltung verbessern. Weg mit dem Bauchspeck und rauf mit dem Po! So lautet das Motto für diese spezielle Art von Wasserkniebeugen. Mit dieser Übung wird auch die Körperhaltung korrigiert. Außerdem werden Oberschenkel und Rücken gestrafft.

So geht's:

Mit gespreizten Beinen im Wasser aufstellen, dann langsam in die Knie gehen, bis einem das Wasser zum Hals reicht. Dann wieder hoch – und wieder runter. Das kann ganz schön in den Oberschenkelmuskeln ziehen, aktiviert aber die muskelbildenden Zellen. Bei ausgestreckten Armen werden die Armmuskeln gleich mittrainiert.

Dauer der Übung: 60 Sekunden.

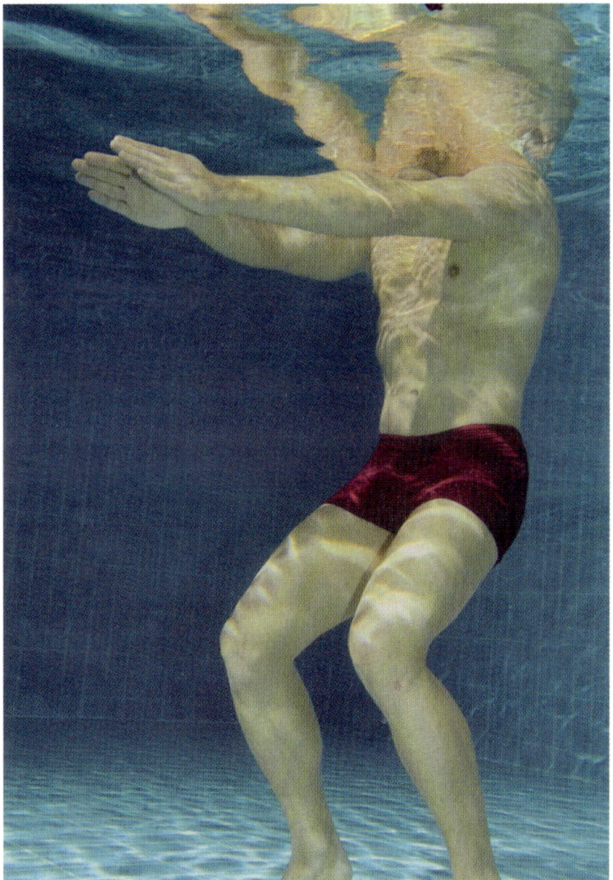

Bei dieser Übung kann eine geringe Fehlhaltung – ein leichter Vorwärtsknick – in der Körperhaltung korrigiert werden.

Übung 5: Bauchmuskeln trainieren

Ein schlaffer Hängebauch entsteht häufig durch schwaches Bindegewebe und unzureichend ausgebildete Bauch- und Lendenwirbelmuskulatur.

Sinn und Zweck:

Die Bauch- und Lendenmuskulatur stärken, um einen schönen, straffen Bauch zu bekommen. In der Turnhalle kostet es viel Kraft, die gestreckten Beine anzuheben. Im Wasser funktioniert diese Übung zwar leichter, ist jedoch nicht weniger effektiv.

So geht's:

Die Pool-Nudel vor den Körper halten, die Beine kräftig anziehen und die Pool-Nudel wie beim Seilspringen unter den Füßen hindurch ziehen. Dann die Beine nach vorn unten strecken und sich leicht auf die Pool-Nudel setzen. Anschließend die Beine wieder stark anziehen und nach hinten unten durchstrecken.

Dauer der Übung: 60 Sekunden.

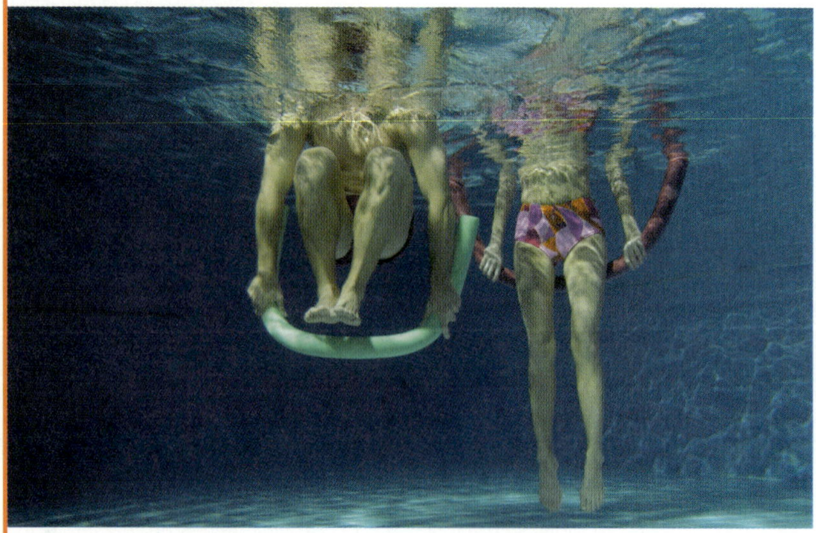

Die Styroporschlangen sind in Sportfachgeschäften erhältlich – häufig kann man sie aber auch im Schwimmbad ausleihen.

Übung 6: Oberkörper aufrichten

Eine schöne Oberkörperhaltung lässt sich in kurzer Zeit mit dieser ebenso einfachen wie effektiven Übung erreichen.

Sinn und Zweck:

Eine gute Haltung erzielen. Oberarm- und Schultermuskeln werden kräftig durchtrainiert, die Schultergelenke intensiv durchgearbeitet. Nach einigem Training schreitet man in geschmeidiger Haltung und mit elegant schlenkernden Armen.

So geht's:

Das Wasser soll bis zum Hals reichen, bei gerade brusthohem Wasser kann man etwas in die Knie gehen. Die Arme seitwärts ausbreiten, mit den Armen und den Handflächen bzw. -rücken die schwer wirkenden Wassermassen zur Seite schieben. Die Arme wieder nach vorne ziehen und die Handflächen aneinander legen.

Dauer der Übung: 60 Sekunden.

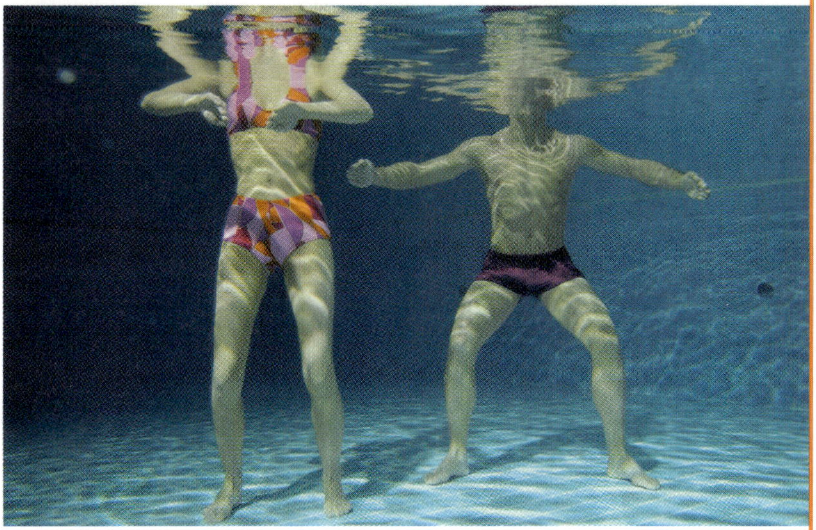

Die Übung kräftigt die Rücken- und Schultermuskulatur.

Übung 7: Schöne Beine

Sinn und Zweck:

Die Beinmuskulatur stärken. Übungen daheim auf dem Teppich sind oft langatmig, im warmen Beckenwasser straffen sich Bein-, Waden- und Beckenmuskeln viel schneller. Gleichzeitig schmilzt auch noch Depotspeck an Po und Oberschenkeln.

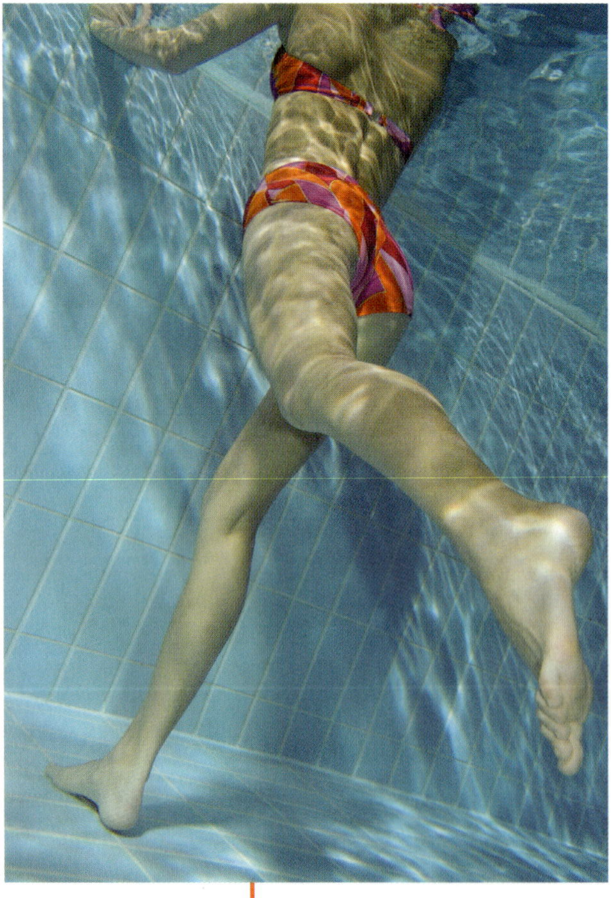

So geht's:

Im Wasser gerade aufstellen und sich am Beckenrand festhalten. Ein Bein nach hinten wegstrecken und so weit weggrätschen, wie es geht. Der Körper neigt sich leicht nach vorne, um die Balance zu halten. Das Bein wieder nach vorne nehmen, das dabei wieder gegen den Wasserwiderstand arbeiten muss.

Dauer der Übung: 60 Sekunden.

Schöne Beine bekommt man nicht beim Sitzen vor dem Fernseher, sondern durch regelmäßiges Training.

Übung 8: Oberschenkel kräftigen

Sinn und Zweck:

Die Oberschenkelmuskulatur, insbesondere die Oberschenkelinnenseite kräftigen. Wer das Gewebe im Bereich der Oberschenkel straffen möchte, für den ist diese Übung besonders zu empfehlen. Das Gesamtbild einer schönen Statur bildet sich immer aus kräftig geformten Oberschenkeln heraus.

So geht's:

Die Beine schulterbreit grätschen. Dabei ein Bein zur Seite ausstrecken Die Ferse behält Bodenkontakt. Das Standbein leicht beugen. Die Hände auf den Oberschenkel des Standbeins legen und das gesamte Körpergewicht langsam auf dieses Bein verlagern. Die Spannung an der Oberschenkelinnenseite spüren und diese einige Sekunden halten. Die Übung abwechselnd mit beiden Beinen wiederholen.

Dauer der Übung: 60 Sekunden.

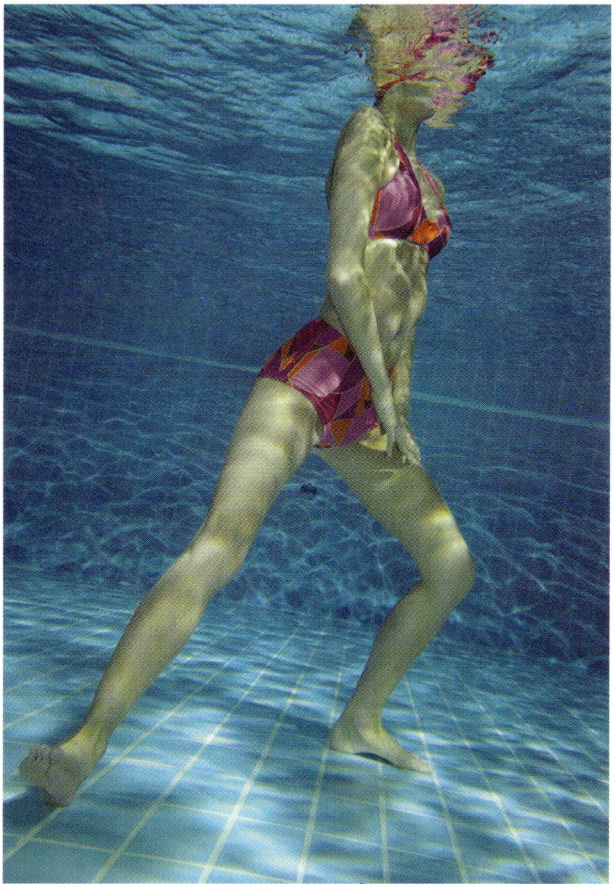

Die Aqua-Style-Übungen kann man sowohl alleine als auch in einer Gruppe durchführen.

Übung 9: Nackenmuskeln stärken

Sinn und Zweck:

Die Halsmuskulatur stärken. Bei vielen Menschen sind die Nackenmuskeln so verspannt, dass sie kaum noch über die Schulter sehen können oder mitkriegen, was links und rechts von ihnen passiert.

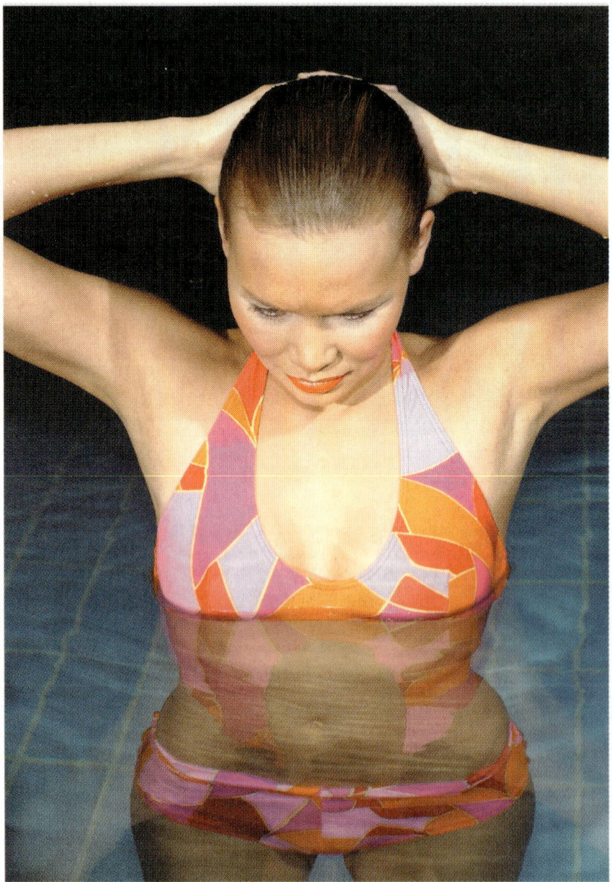

So geht's:

Das warme Wasser muss bis zur Brust reichen. Stellen Sie sich aufrecht ins Becken. Das Kinn auf die Brust absenken und mit den flachen Händen sanft gegen den Hinterkopf drücken. Den Druck so lange verstärken, bis ein leichtes Ziehen im Nacken zu spüren ist. Die Spannung einige Sekunden halten und die Übung wiederholen.

Dauer der Übung:
einige Sekunden.

Wenn es bei jeder Kopfdrehung oder Kopfsenkung irgendwo knackst, wird es höchste Zeit, die Muskulatur rund um die Halsmuskeln zu kräftigen und geschmeidiger zu machen.

Übung 10: Geschmeidig in den Hüften

Sinn und Zweck:

Die Hüfte beweglicher machen. Dies ist eine Übung für alle, die nicht nur in der Disko, sondern auch daheim oder am Arbeitsplatz mit geschmeidiger Anmut und körperlicher Ausstrahlung Blicke auf sich lenken wollen. Schon nach wenigen Tagen sind steife Hüften Vergangenheit, die Haltung wird verbessert, der Gang federnd elastisch.

Nach dem kompletten Durchgang von 10 Übungen erst mal raus aus dem Wasser, auf einer Badeliege zugedeckt wenigstens 15 Minuten lang entspannen. Danach eventuell den Durchgang wiederholen.

So geht's:

Im brusthohen Wasser mit leicht gespreizten Beinen stehen, den Oberkörper seitlich abbeugen, so weit es geht. Dabei eine Hand über den Kopf hinweg ausstrecken, die andere zum Knie führen. Eine Seite nach der anderen abwechseln.

Dauer der Übung: 60 Sekunden.

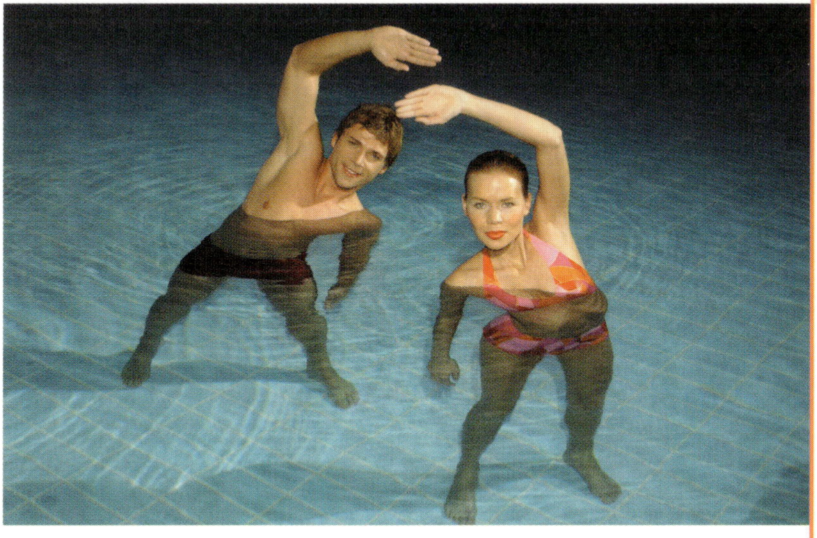

Achten Sie auf eine langsame, nicht ruckartige Bewegung.

Impressum

Südwest Verlag
Südwest ist ein Unternehmen der Ullstein Heyne List GmbH & Co. KG

Redaktion
Dr. Ute Paul-Prößler

Redaktionsleitung
Susanne Kirstein

Bildredaktion
Sabine Weber

Produktion
Angelika Kerscher, Gabriele Kutscha

Umschlag
Reinhard Soll

DTP/Satz
Jan-Dirk Hansen

Grafiken
Jan-Dirk Hansen

Druck und Bindung
Alcione, I–Trento

Printed in Italy
Gedruckt auf chlor- und säurearmem Papier

ISBN 3-517-06693-1

Über den Autor

Klaus Oberbeil ist Medizinjournalist und Fachautor für Gesundheits- und Ernährungsthemen. Bekannt ist er auch aus Fernsehen, Hörfunk und Printmedien. Der Spezialist für Molekularbiologie und Genforschung veröffentlichte bereits viele erfolgreiche Gesundheitsratgeber. Besuchen Sie Klaus Oberbeil im Internet unter: www.GesundeFamilie.de.

Bildnachweis

Corbis, Düsseldorf: 11 (Wiliam Manning), 23 (Steve Raymer), 43 (Rick Doyle), 47 (Cameron), 68 (Fotomorgana), 73 (David Aubrey), 83 (Jutta Klee), 97 (Richard Hamilton), 115 (Jon Feingersh); Jump, Hamburg: 125 (Leoni); Kraxenberger, München: Cover; Photonica, Hamburg: 89 (John Lamb); Südwest-Verlag; München: 35, 60 (Peter v. Felbert und Anne Eickenberg), 38, 110, 121 (Nicolas Olonetzky), 56 (Barbara Bonisolli), 76 (Peter Rees), 79 (Michael Holz), 133, 140, 147, 150, 151, 152, 153, 154, 155, 156, 157, 158, 159 (Stefan Eisend); Zefa, Düsseldorf: 2 (Benelux Press), 16 (T. Bernhard), 20 (T. Allofs), 49 (R. Hackenberg), 95 (Claire Artman), 103 (Gulliver), 106 (Ingolf Hatz), 113 (O. Graf)

Hinweis

Literatur

Informationsmaterial über Mineralwasser kann man anfordern bei:

IDM – Informationszentrale Deutsche Mineralwasser C/o Kohl PR & Partner

Jagdweg 5a
53115 Bonn
Tel.: 0 18 05/45 33 33
(0,12 Euro pro Minute)
Fax: 0 18 05/45 33 44
E-mail: IDM@mineralwasser.com
Internet: www.mineralwasser.com

Eine Broschüre mit über 70 Heilwassermarken und ihren wichtigsten Mineralstoffen ist kostenlos erhältlich bei:

Deutsche Heilbrunnen

Kennedyallee 28
53175 Bonn
Tel.: 0228/37 61 63

Register

Weitere interessante Bücher bei SÜDWEST:

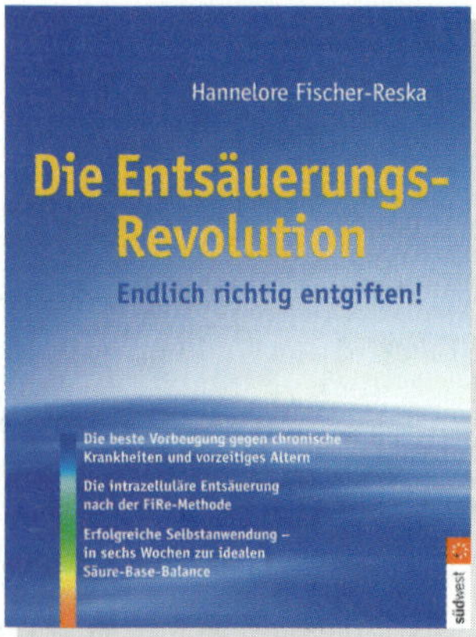

ISBN 3-517-06696-6

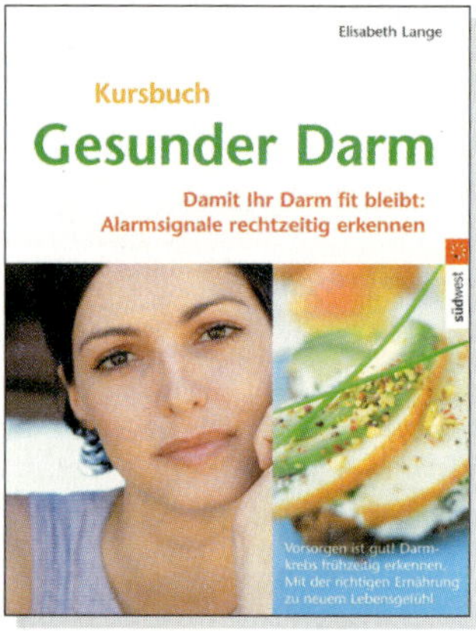

ISBN 3-517-06659-1

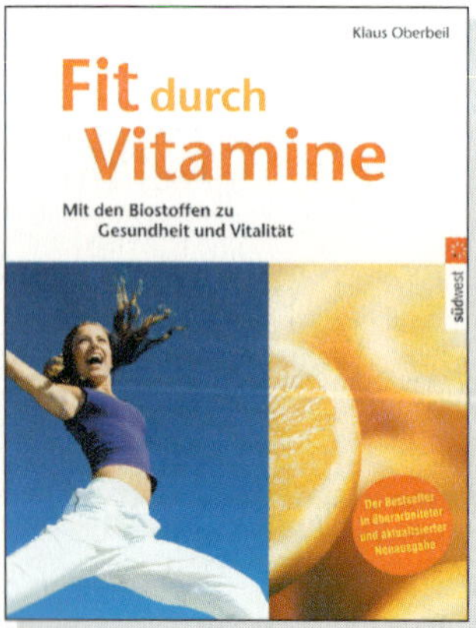

ISBN 3-517-06622-2

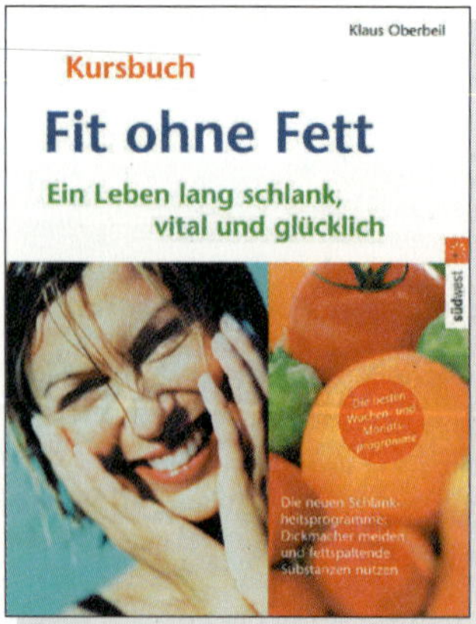

ISBN 3-517-06598-6